LA CLAVE DEL BIENESTAR

$15.95

EARL MINDELL

LA CLAVE DEL BIENESTAR

Los efectos positivos de los iones negativos

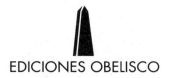

EDICIONES OBELISCO

Si este libro le ha interesado y desea que le mantengamos informado de nuestras
publicaciones, escríbanos indicándonos qué temas son de su interés (Astrología, Autoayuda,
Ciencias Ocultas, Artes Marciales, Naturismo, Espiritualidad, Tradición...) y gustosamente
le complaceremos.

Puede consultar nuestro catálogo y todas sus colecciones en
www.edicionesobelisco.com

Los editores no han comprobado la eficacia ni el resultado de las recetas, productos, fórmulas
técnicas, ejercicios o similares contenidos en este libro. Instan a los lectores a consultar al médico o
especialista de la salud ante cualquier duda que surja. No asumen, por lo tanto, responsabilidad
alguna en cuanto a su utilización ni realizan asesoramiento al respecto.

Colección Salud y Vida natural
LA CLAVE DEL BIENESTAR
Earl Mindell

1.ª edición: abril 2019

Título original: *The Happiness Effect*

Traducción: *Diana Tarragó*
Corrección: *M.ª Jesús Rodríguez*
Dirección de Arte y Diseño de cubierta *by BuffStudio / @buffstudio / www.buffstudio.es*

Foto de la página 41: cortesía de Patricia Sisler

© 2016, Earl Mindell
Título publicado por acuerdo con Squire One Publishers; NY, USA

© 2019, Ediciones Obelisco, S. L.
(Reservados todos los derechos para la presente edición)

Edita: Ediciones Obelisco, S. L.
Collita, 23-25. Pol. Ind. Molí de la Bastida
08191 Rubí - Barcelona - España
Tel. 93 309 85 25 - Fax 93 309 85 23
E-mail: info@edicionesobelisco.com

ISBN: 978-84-9111-463-5
Depósito legal: B-10.133-2019

Printed in Spain

Impreso en los talleres gráficos de Romanyà/Valls S. A.
Verdaguer, 1 - 08786 Capellades - Barcelona

*Dedicado a mis maravillosos y queridos nietos Lily y Ryan.
Gracias por ser diariamente «la clave del bienestar»
en nuestra familia.*

Agradecimientos

Un texto tan extenso como éste no podría ser fruto únicamente del trabajo de una sola persona. Durante el proceso de redacción de este libro recibí varias contribuciones de diversas fuentes diferentes que fueron de gran utilidad, por lo que me gustaría darles las gracias a todas y cada una de ellas. En primer lugar, me gustaría agradecer a Patricia Sisler, la hija del doctor Clarence Hansell, por facilitarme información sobre la formación y educación de su padre y sobre su trabajo pionero en el campo de los iones negativos. Si no hubiera sido por la obstinada perseverancia del doctor Hansell ante ese fenómeno desconocido y su convicción para estudiarlo, quizás el poder de los iones negativos nunca se hubiera investigado y, consecuentemente, este libro tampoco se hubiera escrito. Patricia fue quien proporcionó la documentación necesaria para poder dilucidar la relevancia del trabajo de su padre. Tuve mucha suerte de poder conocerla y agradezco mucho que estuviera siempre dispuesta a responder a mis peticiones.

Me gustaría dar las gracias a mi editor, Michael Weatherhead, quien básicamente cogió el borrador que le entregué y lo convirtió en un libro legible, inteligible y riguroso. Su visión clara de la estructura y su escepticismo fueron clave durante el proceso y le proporcionaron a este libro una base sólida. Para dar credibilidad a un tema tan apasionante como éste, una postura crítica como la suya fue imprescindible.

Como agradecimiento especial me gustaría nombrar a mi editor, Rudy Shur, por estar siempre abierto a nuevas ideas y por su generosidad al apoyar este proyecto hasta el final. No hace falta decir que sin él no lo habría podido lograr, pero lo diré y lo seguiré diciendo una y otra vez.

Y, por último, es absolutamente necesario dar las gracias a los innumerables científicos e investigadores que, durante las últimas décadas, han dedicado su tiempo y esfuerzo a realizar y publicar estudios sobre los iones negativos y sus efectos. Hasta la fecha, el campo de los iones negativos nunca había despertado mucho interés dentro de la comunidad médica convencional, por lo que realizar una buena investigación sobre este tema no se podía considerar en absoluto una manera de alcanzar notoriedad o de ganar elogios. Actualmente es un trabajo ingrato, y en parte es por ese motivo lo que me ha llevado a escribir este libro. Espero que tras su publicación el tema de los iones negativos pase de considerarse medicina alternativa a ocupar un lugar de aceptación en el campo de la medicina.

Prólogo

Como farmacéutico siempre me ha parecido irónico que la mayoría de médicos consideren el uso de la nutrición para curar el cuerpo como un tipo de medicina alternativa. A pesar de que incontables estudios han demostrado que una buena nutrición puede ayudar a proteger nuestro cuerpo, nuestro sistema sanitario se basa en la creencia de que los fármacos son el único método para aliviar nuestros problemas de salud más comunes. Con el afán de intentar cambiar esta forma de pensar, he dedicado más de treinta años de mi vida a escribir libros sobre nutrición y salud, por lo que recientemente me sorprendí a mí mismo escribiendo un tipo muy distinto de libro relacionado con la salud. Realmente nunca me planteé escribirlo, pero a veces hay algo que te llama la atención y lo único que debes hacer es dejarte llevar por tu instinto. Entonces, ¿qué fue lo que me llevó a escribir sobre iones negativos? Deberíamos darle las gracias, quizás, al multimillonario Mark Cuban.

Resulta que uno de los programas que más nos entretiene a mi esposa y a mí es el de «Negociando con tiburones» (*Shark Tank*), un programa ingenioso que ofrece una plataforma a los emprendedores de empresas emergentes para que, en un tiempo limitado, puedan presentar sus productos o ideas delante de un grupo de posibles inversores o «tiburones», como les gusta que los llamen. Una vez terminado su discurso, los «tiburones» tienen la oportunidad de hacerles preguntas, ya que resulta bastante razonable que estos inversores normalmente quieran saber hasta qué punto el emprendedor ha desarrollado la idea, cuánto dinero ha generado el negocio hasta la fecha, cuál es la experiencia comercial del emprendedor y qué futuro puede tener el negocio. Una vez terminan con las preguntas, cada «tiburón» tiene la opción de hacer una oferta en efectivo por un porcentaje del negocio. La premisa es simple y los resultados pueden cambiar radicalmente la vida del concursante. Sin embargo, en una ocasión en particular sucedió algo que no estuvo del todo bien, o al menos no en mi opinión.

Uno de los participantes era un chico joven al que presentaron como portador de una pulsera capaz de combatir ciertos problemas de salud basándose en su emisión de iones negativos. Nada más empezar su discurso, uno de los inversores, llamado Mark Cuban, le interrumpió para preguntarle si había alguna prueba científica que avalara su producto. El joven se quedó mirando a Mark sin poder articular palabra. Mark volvió a repetir la pregunta. Tuviera o no una respuesta, por la expresión de su rostro era más que evidente que aquel joven no estaba preparado para responder a esa pregunta o que, simplemente, había entrado en estado de shock (algo que supongo que puede ocurrir mientras te están grabando para la televisión). Al no responder a su pregunta por segunda vez, Mark dio comienzo a una diatriba contra el producto que acabó reduciéndolo a mera charlatanería. No hace falta decir que con eso dio por finalizado el discurso del emprendedor y con ello toda posibilidad de conseguir que algún «tiburón» respaldara su producto.

Durante uno o dos días después estuve dándole vueltas a lo ocurrido y a la forma en la que aquella pulsera fue rechazada rotundamente como un producto inútil. En aquel entonces, a pesar de no saber mucho sobre iones negativos, sí que conocía a varias personas que habían llevado pulseras similares y que me habían contado cómo a ellos sí les había funcionado. Empecé a leer sobre el tema por mera curiosidad y, a través de Internet, descubrí que había cientos de páginas web dedicadas a los iones negativos. A medida que iba leyendo todo lo que iba apareciendo en ellas empecé a tomar notas, como suelo hacer, y lo que encontré fue realmente interesante. Había páginas web que mostraban estudios científicos sobre los beneficios de los iones negativos, otras que vendían productos con iones negativos basándose en sus propias opiniones sobre los beneficios asociados a la salud y otras que afirmaban que los productos de iones negativos eran una gran estafa. No obstante, lo que terminó convenciéndome fue la cantidad de investigaciones científicas favorables que encontré. Sin embargo, si todo lo que estaba leyendo era cierto, ¿por qué todo ese sinfín de beneficios para la salud derivados de los iones negativos no formaba parte de nuestro conocimiento científico en lugar de poseer el título deshonroso de medicina alternativa?

En el transcurso de los siguientes meses comencé a investigar cada vez más sobre el tema. No había duda que, en efecto, lo que aparecía en Internet era un batiburrillo de hechos demostrables y ficción totalmente desordenado, así que lo que hice fue empezar, de forma lenta pero segura, a extraer la verdad. Cuando se citaba un supuesto hecho o estudio, si me resultaba imposible encontrar la fuente original, lo eliminaba de la lista. Y así fue como, a medida que iba a juntando las piezas, descubrí la fascinante historia que se escondía detrás del desarrollo y el uso de los iones negativos. Esta historia también mostró el hecho de que la comunidad médica en las décadas de 1950-1970 lo que hizo fue, por decirlo con buenas palabras, minimizar los beneficios saludables de los iones negativos. Cuando terminé mi investigación, me di cuenta de que tenía material suficiente como para escribir un libro sobre el tema, un libro que quizás pudiera responder a la pregunta de Mark Cuban: «¿Se ha probado científicamente?»

Para finalizar, me gustaría aclarar lo siguiente: lo que encontrarás a medida que leas *La clave del bienestar* es, a mi parecer, una forma sencilla y económica de mitigar una serie de problemas de salud sin producir ningún efecto secundario. Creo que los iones negativos funcionan mejor para unos que para otros debido a las diferencias bioquímicas que hay entre nuestros cuerpos, pero también considero que los iones negativos pueden llegar a ser una bendición para muchas personas. Asimismo diré que, como consumidor, uno siempre debe asegurarse de que el producto que desea comprar cumpla con las expectativas. Si bien he proporcionado algunas pautas con respecto a los dispositivos de iones negativos en este libro, cada uno debería siempre informarse antes de comprar cualquier producto que pueda afectar a la salud. Espero que este libro sirva de ayuda.

Cuídate,

Doctor EARL MINDELL
Beverly Hills, California

Introducción

¿Y si te dijera que existe una fuerza proveniente de la naturaleza que puede proporcionarte una sensación de bienestar, revitalizarte, ayudarte a conciliar mejor el sueño, aliviar las alergias, aumentar tu capacidad de concentración y levantarte el ánimo? Sería difícil de creer, ¿verdad? No obstante, esta fuerza existe y no es algo que puedas encontrar en ningún frasco de medicamentos recetados.

La industria farmacéutica ofrece, sin duda, una gran variedad de pastillas para las personas con problemas de salud, pero no todo son ventajas: la mayoría de estos fármacos tienen un coste elevado y están asociados a efectos secundarios potencialmente peligrosos. Mientras se invertían millones, o más bien miles de millones de dólares, en la comercialización de estos fármacos con efectos secundarios, siempre ha estado a nuestro alcance un remedio simple, natural y de bajo coste capaz de aliviar muchos de los problemas de salud cotidianos sin, además, provocar ningún tipo de efecto secundario. Aunque este tipo de terapia se ha examinado y estudiado durante más de cien años, lo más probable es que nunca hayas oído hablar de ella; y si lo has hecho, muy posiblemente pienses que no funciona.

Para la mayoría de la gente, este remedio y todos sus beneficios saludables asociados a él suenan demasiado bien para ser reales, y eso es exactamente lo que las compañías farmacéuticas quieren que pienses. No obstante, para los investigadores médicos que han dedicado años de estudio y documentación a este fenómeno natural, la demostración científica es clara. El objetivo de este libro es proporcionar al lector un claro entendimiento de cómo funcionan los iones negativos y de cómo podría experimentar un gran alivio mediante la exposición a estos diminutos elementos químicos terapéuticos. El texto empieza definiendo qué son los iones negativos y explicando cómo podrían ayudar a aliviar diversos trastornos de salud.

A continuación, nos adentramos en la historia de los iones negativos y descubrimos que Nikola Tesla, uno de los inventores e investigadores más brillantes del mundo, podría haber sido la primera persona en reconocer los efectos de dichos iones en los seres humanos. En el siguiente capítulo se presentan ciertas condiciones específicas de salud que pueden aliviarse o mitigarse a través de la exposición a una terapia con iones negativos y sus múltiples beneficios, y con ello el lector adquiere conocimientos sobre cómo utilizar el poder de los iones negativos para afrontar sus propios problemas de salud. Este libro incluye algunas de las principales investigaciones sobre iones negativos realizadas en los últimos cien años y especifica los beneficios asociados a estos fascinantes átomos y moléculas. Por último, el lector encontrará una guía práctica de referencia sobre los generadores de iones negativos con toda la información necesaria para poder tomar una decisión fundamentada sobre cuál utilizar.

La salud puede que sea algo que desees para otros o incluso para ti mismo, pero sólo con desear no se consigue nada. En cambio, si tomas las riendas de tu propio bienestar puede que llegues a disfrutar de esa salud que tanto anhelas y así, aprendiendo tanto como puedas sobre tratamientos alternativos seguros y probados para ciertas dolencias, puede que finalmente obtengas ese alivio que no habías podido alcanzar hasta ahora.

Espero que este libro te ayude en el camino hacia una vida llena de energía, felicidad, sueño profundo, rejuvenecimiento, y que te permita adquirir la capacidad de superar cualquier desafío que pueda presentarte.

1

¿Qué son los iones negativos?

Intenta recordar la última vez que tuviste la ocasión de ir a la playa, a un lago o incluso a un parque de tu barrio. ¿Cómo te sentiste en aquel entorno? Lo más probable es que te sintieras rejuvenecido, alerta y enérgico, y eso se debe a que, aparte del hecho de estar presenciando un paisaje idílico y de disfrutar de una actividad relajante, a tu alrededor había miles de levantadores del estado de ánimo invisibles llamados iones negativos.

Aunque puede que no seas consciente de ello, los iones negativos son los causantes de este subidón repentino de energía revitalizante que experimentas al salir al exterior por primera vez después de ocho horas encerrado en una oficina sin ventilación con aire acondicionado. Se ha demostrado en pacientes con depresión, con trastornos del estado de ánimo como el trastorno afectivo estacional (TAE) e incluso con alergias a las esporas, al polen o al polvo que con la suficiente exposición a los iones negativos pueden experimentar mejorías. No obstante, los beneficios van mucho más allá y abarcan todas las áreas de la salud y el bienestar, incluyendo el sueño, la pérdida de peso, la concentración y el rendimiento deportivo.

En este capítulo analizaremos qué son los iones negativos y cómo se descubrieron muchos de sus efectos en la salud. Como veremos a continuación, la buena noticia es que no es necesario desplazarse kilómetros y kilómetros hasta llegar a la catarata más cercana para poder exponerte a iones negativos; de hecho, cualquier persona puede disfrutar de los beneficios de este tipo de iones sin importar su ubicación geográfica. Por ejemplo, una de las maneras más fáciles sería saliendo de la ciudad, bajando la ventanilla del coche y respirando aire puro, e incluso con el siguiente ejemplo no haría falta ni siquiera salir de casa: bastaría con darte una ducha. ¿No te sientes más despejado después de ducharte? Puede que no seas consciente de ello, pero esta sensación refrescante es debida a los iones negativos.

Por supuesto, y tal y como se ilustra en el capítulo 4, la ciencia ha sido capaz de controlar la fuerza de estos iones. Pero, antes de llegar a eso, lo primero que deberíamos comprender es la naturaleza de esta increíble maravilla eléctrica.

Conocimientos básicos sobre iones

Para entender qué son los iones y lo que son capaces de hacer deberíamos hablar de electricidad. La energía eléctrica está muy presente en nuestros hogares y, gracias a ella, hacemos que las luces se enciendan, que funcionen todos nuestros electrodomésticos y que la temperatura suba o baje según nuestras necesidades. La electricidad que usamos en casa circula a través de cables, y, en cierto modo, se podría decir que el cuerpo humano está compuesto por el mismo cableado: la electricidad fluye a través de tu sistema nervioso y permite que tu corazón palpite, que tengas sensibilidad en la piel y que tu cerebro piense. Sin esta «carga vital» no habría ningún tipo de vida, ya sea humana o no. Queda claro, entonces, que la electricidad desempeña un papel importante tanto en nuestras propias habilidades para funcionar como en el mundo en general. Así pues, ¿cuáles son los elementos que componen la electricidad? Para responder a esta pregunta necesitaríamos saber un poco de física.

El mundo físico (todo lo que nos rodea) está compuesto de elementos químicos muy pequeños llamados átomos, y las llamadas moléculas se forman cuando dos o más átomos se unen químicamente. Pongamos como ejemplo las piezas del Lego: supongamos que una sola pieza de Lego es un átomo, y cuando combinamos dos piezas de Lego creamos una molécula.

En el centro de cada átomo se encuentra el núcleo, que está compuesto de partículas conocidas como protones y neutrones. Los protones poseen una carga positiva, mientras que los neutrones no tienen carga alguna. De la misma manera que una luna orbita un planeta, las partículas llamadas electrones giran alrededor del núcleo, y éstas están cargadas negativamente. Cuando existe el mismo número de protones y electrones en un átomo se dice que la molécula tiene una carga neutra, pero, cuando estas partículas no están a la par, al átomo o molécula se le llama ion y tiene una carga tanto positiva como negativa. A un ion con más protones que electrones se le llama ion positivo, mientras que a un ion con más electrones que protones se le llama ion negativo. Tanto los iones positivos como los negativos son fruto de la naturaleza, aunque también pueden ser creados por dispositivos artificiales. Por otra parte, ambos tipos de iones pueden afectar al comportamiento y al estado de ánimo.

Los iones positivos en nuestro entorno

Los iones positivos pueden originarse a partir de vientos calientes del desierto, teléfonos móviles, transmisores de radio y televisión, antenas de telefonía móvil y líneas de energía de corriente continua. A pesar de que sus efectos sobre los seres humanos siguen siendo un tema polémico, los resultados de estar expuesto a una gran cantidad de iones positivos no parecen ser buenos e, incluso, se podría argumentar que una exposición excesiva a este tipo de iones podría ser perjudicial para la salud y el bienestar. Y no sólo eso: los iones positivos pueden llegar a tener la capacidad de aumentar la angustia emocional, alterar la función cerebral, inducir a cambios metabólicos perjudiciales, causar fatiga e interferir en las funciones del sistema inmunitario. Según indican las investigaciones, parece ser también que hay algunas personas más propensas a los efectos negativos de los iones positivos que otras.

Aunque los efectos negativos de los iones positivos aún no se hayan determinado de forma concluyente, lo que sí sabemos es que el estilo de vida moderno nos ha introducido a todos en un entorno que crea iones positivos de forma permanente. Si echas un rápido vistazo a cualquier habitación de tu hogar, podrás darte cuenta de la gran cantidad de generadores de iones positivos creados artificialmente que tienes, como por ejemplo el teléfono móvil, la televisión, el portátil o el aire acondicionado; y lo más probable es que tu entorno de trabajo sea similar. De esta manera quedas atrapado en un círculo vicioso en el que, vayas donde vayas, te hará sentir desmotivado y cansado durante todo el día. Al mismo tiempo, cuando se trata de bloques de oficinas, a menudo el aislamiento del edificio es tal que no permite la entrada de iones negativos beneficiosos para contrarrestar todos los iones positivos dañinos que se generan en el interior. Los ingenieros y los trabajadores de la construcción hacen mil virguerías para diseñar y construir edificios que sean lo más aislados posibles y ayudar así a los empresarios a mantener y regular la temperatura de sus oficinas con más facilidad. La desventaja de este aislamiento no es solamente el hecho de que impide la entrada de iones negativos, sino que también impide que los iones positivos de los teléfonos móviles, los microondas, el polvo, la contaminación y el aire viciado salgan al exterior. Como resultado, lo que respiramos es aire de poca calidad.

Afortunadamente, en la naturaleza los iones negativos predominan mucho más que los positivos: podemos encontrarlos en playas, junto a lagos, en montañas, cerca de cascadas y tras una tormenta.

Los iones negativos en la naturaleza

En la naturaleza, las moléculas más comunes son el hidrógeno, el dióxido de carbono, el oxígeno y el agua. Cuando sucede un accidente natural violento como sería una caudalosa cascada golpeando la superficie de un lago, durante ese proceso su fuerza vertical expulsa electrones de las moléculas de agua y las propaga por el aire, y allí es donde buscarán otras moléculas a las que aferrarse.

En el caso de las cascadas, los electrones que salen expulsados de las moléculas de agua suelen adherirse a las moléculas de oxígeno. Como ya hemos mencionado anteriormente, cuando un átomo o una molécula adquiere más electrones que protones (en este caso electrones adicionales de las moléculas de agua), se convierte al instante en un ion negativo. Y así, con la fuerza de la cascada expulsando unos cuantos electrones de cada molécula de agua se crean miles de moléculas de oxígeno cargadas negativamente y el aire se enriquece de iones negativos. El respirar un número tan elevado de iones negativos en el aire nos hace sentir revitalizados y despejados casi de inmediato. Si has estado alguna vez frente a una cascada y has respirado profundamente, ese estado de alerta y esa sensación de ser consciente de uno mismo es obra de una gran abundancia de iones negativos en acción. Los iones negativos pueden medirse en centímetros cúbicos. El promedio característico de una cascada puede llegar a ser de unos 5.000 iones negativos por centímetro cúbico, y si tienes la oportunidad de visitar las Cataratas del Niágara podrás experimentar la friolera de 100.000 iones negativos por centímetro cúbico.

Para aquellas personas que sufren los efectos nocivos de los alérgenos en el aire, los iones negativos pueden resultar aún más beneficiosos, ya que de la misma manera que las cargas negativas atraen a las cargas positivas, los iones negativos atraen a los alérgenos como el polvo, el moho o el polen, todos ellos cargados positivamente. Así pues, los alérgenos se combinan con los iones negativos formando pequeños grupos que llegan a pesar y a caer por ende al suelo, y una vez allí terminan barriéndose en vez de ser inhalados.

Lamentablemente, al volver de cualquier excursión en la que hayamos podido disfrutar de miles y miles de iones negativos, probablemente lo que nos espera es un entorno de oficina con menos de 50 iones negativos por centímetro cúbico, y si enciendes el aire acondicionado o estás en medio de un atasco en hora punta, el número de iones negativos puede reducirse a prácticamente cero.

Las cascadas, por supuesto, no son la única manera de poder experimentar una buena dosis de iones negativos; también puedes ir a la playa y acercarte a la orilla donde las olas están en movimiento constante. Si el tiempo no acompaña para irse de excursión a la playa, siempre puedes probar el generador de iones negativos que tienes justo en tu propia casa: la ducha. Al ducharte, el agua impacta contra las paredes y contra tu cuerpo; y tú estás allí, en medio de todo. Sólo son necesarios diez o quince minutos en la ducha para poder sentirte revitalizado y listo para empezar un nuevo día.

Conclusión

Aunque, comprensiblemente, la acción física de los iones negativos y positivos no pueda verse a simple vista, hoy en día la ciencia es capaz de medir el nivel de iones por medios tanto naturales como artificiales. A pesar de los cambios que se han observado en el comportamiento humano tras una exposición de iones negativos, sigue habiendo una fuerte reticencia por parte de la comunidad médica convencional a aceptar los beneficios proporcionados por estas moléculas. Pero ¿por qué no íbamos a considerar este remedio eficaz como tratamiento para un sinfín de problemas? Los iones negativos pueden ser administrados por uno mismo, no producen ningún efecto secundario adverso y su disfrute resulta mucho más económico que comprar un regimiento de medicamentos. Tal y como se ilustra en el siguiente capítulo, detrás del descubrimiento de los iones negativos y sus beneficios existe una apasionante historia protagonizada por algunas de las mentes más extraordinarias del mundo.

2

Una breve historia

Si bien es muy posible que fuera un artículo escrito por Nikola Tesla en el año 1900 el que abriera las puertas a la comprensión de los beneficios clínicos de los iones, el poder de la electricidad siempre ha desempeñado un papel importante en el desarrollo de la sociedad humana. Cabe mencionar que lo que hoy en día damos por hecho fue un gran misterio durante milenios.

Los inicios

Los primeros seres humanos que vivían en cuevas sabían de la existencia de la electricidad por la aparición de relámpagos que iluminaban el cielo durante las tormentas. Aunque no comprendieran la ciencia que había detrás, aprendieron rápidamente a temer y a respetar este majestuoso poder superior, un poder capaz de provocar con sus truenos unos fuertes e inusuales estruendos, partir árboles robustos por la mitad, provocar incendios y acabar con la vida de cualquier desafortunado que se encontrara en el momento y el lugar equivocado. Con el tiempo, fueron muchas las tradiciones religiosas que le otorgaron a este fenómeno una cualidad divina: desde los griegos hasta los romanos, desde los chinos hasta las tribus indígenas dispersas por todo el mundo, para todos ellos los relámpagos adquirieron un significado especial.

No fue hasta mediados del siglo xviii cuando las mentes científicas de la Ilustración empezaron a reflexionar seriamente sobre la naturaleza de la electricidad. Una de las primeras investigaciones sobre relámpagos fue sugerida a principios de la década de 1750 por Benjamin Franklin. Para demostrar que el relámpago era, de hecho, electricidad, Franklin propuso hacer volar una cometa con una llave atada en ella en medio de una tormenta eléctrica. Aunque no sabemos realmente si Franklin llevó a cabo este famoso experimento o no, según cuenta la historia, lo que hizo fue fijar un trozo de alambre en la cometa a modo de pararrayo y luego añadió una llave en la parte inferior de la cuerda de la cometa. Esa llave iría conectada a una botella de Leyden cuya función sería «recolectar» la electricidad de los relámpagos. Durante una tormenta, Franklin notó que la cuerda de la cometa empapada por la lluvia estaba cargada con electricidad estática y decidió tocar la llave, lo cual le ocasionó una leve descarga. Esa descarga, aparte del hecho de haber presenciado que la cuerda estaba electrificada y de tener posteriormente la botella de Leyden cargada, fue la prueba de que los rayos eran, efectivamente, una forma de electricidad. Además, Franklin fue el primero en teorizar que la aparición de un rayo podría deberse al intercambio de una fuerza negativa y positiva. Basándose en estas nociones, inventó el pararrayos, que fue empleado para evitar los incendios de edificios ocasionados por la caída de rayos.

En Europa pronto se idearían y experimentarían otras teorías con el objetivo de poder comprender mejor esta fuerza de la naturaleza. En la década de 1770, el padre Giuseppe Toaldo, un famoso físico y profesor italiano, influenciado por la nueva invención de Benjamin Franklin, decidió medir el impacto de la electricidad en el crecimiento de las plantas. Tras su experimento afirmó que las plantas que se hallaban al lado del cable conductor de un pararrayos crecían prácticamente diez veces más que el mismo tipo de plantas situadas unos pocos metros más lejos. En 1775, el padre Giovanni Battista Beccaria, de la Universidad de Turín, se propuso descubrir también si la electricidad tenía algún efecto visible en la vida de una planta. En su *Tratado sobre electricidad artificial* escribió: «Respecto a la electricidad atmosférica, se pone de manifiesto que la naturaleza hace un uso exhaustivo de ella para estimular el crecimiento de la vegetación». Éstos fueron los primeros pasos hacia el reconocimiento de una influencia existente por parte de la electricidad sobre el mundo natural y los seres vivos.

En aquella misma época, el físico francés Jean Antoine Nollet, el primero en ser nombrado profesor de física en la Universidad de París, plantó varias decenas de semillas de mostaza en dos recipientes separados y electrificó uno de ellos con la ayuda de un generador electrostático. En el transcurso de una semana, todas las semillas en el recipiente electrificado habían brotado y crecido unos milímetros mientras que el otro recipiente no mostraba muchos avances. A pesar de que estos experimentos demostraron que el uso de la electricidad estática mejoraba el crecimiento de las plantas, la física de la electricidad no se investigó hasta mediados del siglo XIX.

En Inglaterra, en la década de 1830, Michael Faraday documentó los movimientos de los iones al estudiar las cargas eléctricas en tubos de gas que fueron básicamente las primeras versiones de los tubos catódicos. Mientras los científicos en toda Europa debatían sobre la naturaleza de estas partículas, Julius Elster y Hans Friedrich Geitel, dos buenos amigos y profesores de física que trabajaban juntos en la Great School de Wolfenbüttel, en Alemania, afirmaron que los campos electrostáticos se formaban a partir de partículas cargadas eléctricamente conocidas como iones y que éstas se podían encontrar en el aire que nos rodea. Este descubrimiento fue uno de los primeros pasos importantes que nos permitiría más adelante ser conscientes de lo eléctricamente cargado que está realmente nuestro medio ambiente.

Tesla abre las puertas

Para perfeccionar el sistema eléctrico que utilizamos hoy en día y reconocer realmente el verdadero poder de los iones negativos fue necesaria la visión de un genio de la ingeniería. Nikola Tesla nació en Serbia el año 1856, estudió física e ingeniería en el Instituto Politécnico de Austria en Graz y en la Universidad de Praga en la década de 1870 y después emigró en 1884 a Estados Unidos. Empezó trabajando en el laboratorio de Thomas Edison, aunque pronto abandonó su puesto de trabajo al no sentirse muy bien considerado por su jefe americano, quien se preocupaba más por el éxito de sus negocios y las finanzas que por los avances tecnológicos reales en la ingeniería eléctrica.

Con el respaldo financiero de otros seguidores, Tesla desarrollaría tecnologías para generar y transmitir corriente alterna (CA), experimentaría con los rayos X y la comunicación vía radio, y trabajaría junto a General Electric para crear la primera estación de energía moderna en las Cataratas del Niágara. Sus intereses fueron muchos y muy variados, pero aun así dedicó una gran parte de su investigación al estudio de las propiedades eléctricas relacionadas con las radiografías, la comunicación inalámbrica, la ionización, el flujo electromagnético y el campo gravitatorio.

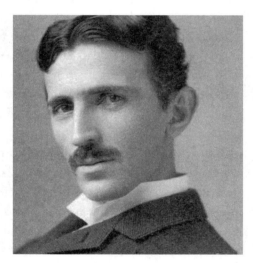

Nikola Tesla
Nacido en Serbia en 1856, Nikola Tesla estudió física e ingeniería en el Instituto Politécnico de Austria en Graz y en la Universidad de Praga en la década de 1870 y, después, emigró en 1884 a Estados Unidos. Esta foto muestra a Tesla con treinta y cuatro años, un año antes de inventar la bobina de Tesla.

La invención más famosa de Tesla es probablemente su transformador de alta tensión conocido como la «bobina de Tesla», creada en 1891 tras realizar ciertos experimentos peligrosos que implicaban cientos de miles de voltios de electricidad. Según Margaret Cheney en su libro *Tesla: Man Out of Time*, estos experimentos condujeron a Tesla a anunciar la existencia de un «valor terapéutico de un calentamiento intenso producido por las corrientes de alta frecuencia en el cuerpo humano» que daría comienzo a la creación de «un enorme campo de tecnología médica con muchos imitadores en muy poco tiempo, tanto en América como en Europa».

Aunque este campo de la tecnología se centra principalmente en los posibles usos clínicos de la «producción de calor como resultado del bombardeo del tejido con corrientes alternas de alta frecuencia», que hoy en día incluyen los rayos X, las microondas y la aplicación de ondas de radio, Tesla se interesó también por los beneficios saludables de lo que él bautizaría como «fuego frío». Este «fuego frío» era, en esencia, una pequeña descarga de un dispositivo de baja potencia que hizo que Tesla experimentara un despeje de la mente y una renovación de la piel. De hecho, puede que con eso hubiera estado básicamente describiendo los efectos de los iones negativos.

La definición más notable que formuló Tesla sobre la energía de los iones negativos fue quizás a raíz de su amarga decepción tras ser superado por el científico alemán Carl von Linde. Cuando Linde hizo públicos sus descubrimientos sobre el proceso de licuar oxígeno (un proceso en el que Tesla había estado trabajando también), Tesla se deprimió. Según la autora Margaret Cheney, el inventor utilizó su «tratamiento eléctrico» para superar su bajo estado de ánimo, revelando:

Estaba tan triste y desanimado por aquel entonces, que no creo que lo hubiera podido sobrellevar sin el tratamiento eléctrico que me administré a mí mismo de forma regular.

Verá, la electricidad administra al cuerpo fatigado lo que más necesita: fuerza vital, una estimulación nerviosa. Es un gran médico, se lo puedo asegurar, y tal vez el mejor de todos.

Aunque Tesla no estuvo interesado en absoluto en hacer negocio con su pequeña bobina de Tesla en el campo de los equipamientos médicos, sí que permitió que terceros produjeran y vendieran estos dispositivos a los médicos y profesores que llamaban de todo el país para hacer sus consultas. Las ventas de su bobina médica pronto le proporcionaron algo de dinero que utilizó para financiar nuevas invenciones.

En su edición de junio de 1900, *The Century* contaba con un «artículo excepcional escrito por Nikola Tesla», «The Problem of Increasing Human Energy» (*véase* página 36). En este artículo Tesla hablaba sobre su máquina, la bobina de Tesla, y sobre la manera en la que permitía que la corriente eléctrica fluyera a través del aire. En la tecnología de aquella época se utilizaba el alambre para poder conducir la electricidad como se sigue haciendo en la actualidad, pero Tesla había sido capaz de utilizar el aire como conductor. En relación con este fenómeno, Tesla relataba también una hazaña importante: había conseguido que la energía eléctrica transportada a través del aire atravesara su cuerpo sin provocarle ningún efecto nocivo. Había demostrado que «unas poderosas descargas eléctricas de varios cientos de miles de voltios, que en aquella época eran consideradas totalmente mortales, podían atravesar el cuerpo humano sin causar inconvenientes ni consecuencias perjudiciales».

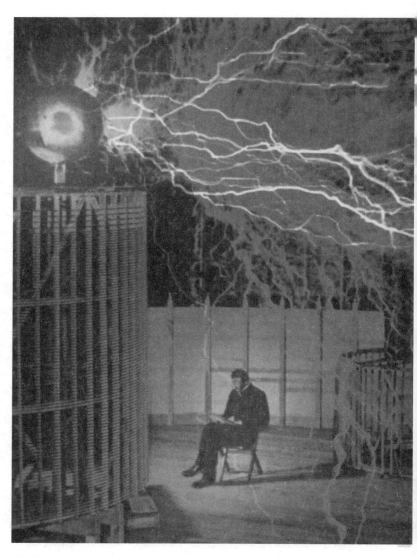

Nikola Tesla en su laboratorio. Esta foto, creada mediante el uso de múltiples exposiciones, muestra a Tesla sentado en su laboratorio mientras su transmisor, la bobina de Tesla, genera arcos eléctricos enormes con unos efectos impresionantes. Se había

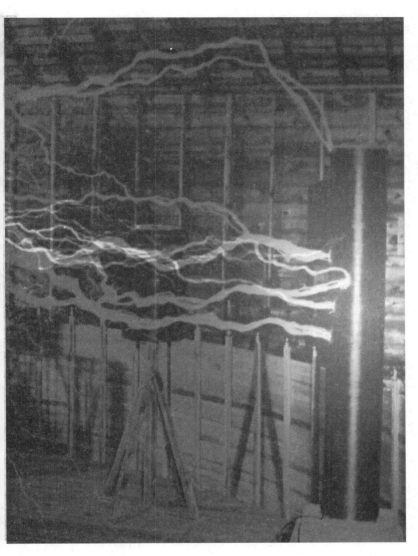

mudado en 1899 a la ciudad de Colorado Springs, en el estado estadounidense de Colorado, con el objetivo de disponer del espacio suficiente para poder llevar a cabo sus experimentos de alto voltaje y alta frecuencia.

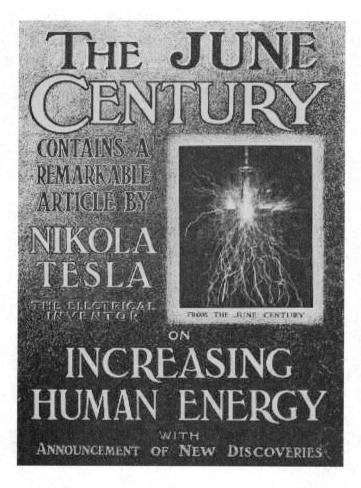

La revista *The Century* empezó siendo una pequeña publicación cristiana que terminó convirtiéndose a finales del siglo XIX en la revista con mayor tirada del país, enfocándose en un público más amplio y por lo general más culto. En la edición de junio de 1900, la revista incluía un «artículo excepcional escrito por Nikola Tesla», «The Problem of Increasing Human Energy», que hablaba sobre la bobina de Tesla, una máquina que permitía que la corriente eléctrica fluyera a través del aire.

Extracto del artículo «The Problem of Increasing Human Energy» por Nikola Tesla

The Century, edición de junio de 1900

«El descubrimiento de las propiedades conductoras del aire, aunque inesperado, fue tan sólo el resultado natural de los experimentos que estuve llevando a cabo en un campo en particular durante varios años. Fue, si no recuerdo mal, en el año 1889 cuando unas oscilaciones eléctricas extremadamente veloces ofrecieron ciertas posibilidades, lo que hizo que me propusiera diseñar una serie de máquinas especiales y específicas para su investigación. Debido a ciertas exigencias en particular, la construcción de estas máquinas fue bastante complicada y consumió mucho tiempo y esfuerzo. No obstante, dicho esfuerzo se vio generosamente recompensado cuando conseguí, gracias a ellas, varios resultados importantes y novedosos. Una de las primeras observaciones que realicé con estas nuevas máquinas fue que las oscilaciones eléctricas de una altísima tasa actuaban de una manera extraordinaria en el organismo humano. Así pude demostrar, por ejemplo, que unas poderosas descargas eléctricas de varios cientos de miles de voltios, que en aquella época eran consideradas totalmente mortales, podían atravesar el cuerpo sin causar inconvenientes ni consecuencias perjudiciales. **Estas oscilaciones producen otros efectos fisiológicos particulares que, tras mis declaraciones, han sido adoptadas rápidamente por médicos cualificados y por ahora se siguen investigando. Este nuevo campo ha demostrado ser más fructífero de lo que se esperaba y, con tan sólo el transcurso de unos pocos años, se ha desarrollado hasta tal punto que actualmente está considerado como un departamento importante y legítimo dentro de la medicina.** Muchos resultados que parecían imposibles en aquel entonces ahora pueden obtenerse fácilmente gracias a estas oscilaciones, y muchos experimentos inimaginables hasta la fecha se pueden realizar ahora sin problemas a través de este medio. Todavía recuerdo con satisfacción cómo nueve años atrás hice pasar la descarga de una bobina de Ruhmkorff de gran potencia a través de mi cuerpo para demostrar ante la sociedad científica la relativa inocuidad de las corrientes eléctricas de altísima vibración, y aún recuerdo las caras de asombro de mi audiencia. Me comprometo ahora, con mucho menos temor que con ese otro experimento, a transmitir a través de mi cuerpo con esas corrientes toda la energía eléctrica de las dinamos que actualmente están en funcionamiento en el Niágara (unos cuarenta o cincuenta mil caballos).

He producido oscilaciones eléctricas de tal intensidad que, al circular a través de mis brazos y pecho, derretían los cables que se habían fijado en mis manos y, a pesar de ello, no sentí ninguna molestia; he energizado una bobina de cable de cobre grueso con tales oscilaciones y tal potencia que masas de metal e incluso objetos con una resistencia eléctrica, específicamente más elevada que la del tejido humano, colocadas cerca o dentro de la bobina se calentaron a una temperatura tan elevada que se fundieron, a menudo provocando una violenta explosión. Aun así, en ese mismo espacio en el que sucedía toda esa terrible agitación destructiva sacudí repetidamente la cabeza sin sentir nada ni experimentar ningún efecto secundario que pudiera ser perjudicial».

Si bien esta descripción seguramente habría sido suficiente para entusiasmar a los lectores, Tesla mencionó en su artículo otra observación importante. Según el inventor, «Estas oscilaciones producen otros efectos fisiológicos particulares que, tras mis declaraciones, han sido tenidos en cuenta rápidamente por médicos cualificados y por ahora se siguen investigando. Este nuevo campo ha demostrado ser más fructífero de lo que se esperaba, y con tan sólo el transcurso de unos pocos años se ha desarrollado hasta tal punto que actualmente está considerado como un departamento importante y legítimo dentro de la medicina». Utilizando corrientes eléctricas que emanaban de su bobina, parecía que Tesla había sido capaz de crear iones positivos y negativos, algo que nunca antes se había conseguido o al menos algo que nunca había sido reconocido por la comunidad científica de aquel entonces. Lo más probable fue que Tesla estuviera refiriéndose a los efectos fisiológicos provocados por la exposición a los iones negativos que se generaron durante su experimento, esos mismos iones que tienen la capacidad de curar el cuerpo y afectar al estado de ánimo de un individuo.

Lamentablemente, a pesar de que en aquella época llegaron a fascinarle, Tesla nunca llegó a desarrollar el potencial de estos resultados; en lugar de eso, eligió tomar otros caminos que se ajustaron más a sus intereses siempre cambiantes.

A pesar de no prestarle mucha atención a los usos médicos de la bobina que inventó, «en su vejez, Tesla se sentía muy honrado al escuchar que su invención de los dispositivos de oscilación eléctrica para tratamientos médicos recibía muchos elogios». Realmente, la transcendencia terapéutica del trabajo de Tesla todavía se sigue estudiando en el campo de la medicina. «Como ocurre con muchos inventos de Tesla, los investigadores aún desconocen toda la variedad de posibilidades que puede ofrecer».

El trabajo del doctor Hansell

No fue hasta principios de 1930 cuando se inició la primera investigación específica sobre los efectos biológicos del aire ionizado de la mano del ingeniero estadounidense Clarence Hansell. Este inventor de extraordinario mérito fundó y dirigió en 1925 la Rocky Point Research Section de la RCA Radio Transmission Laboratory y, hasta el día de su muerte en 1967, registró en Estados Unidos más de 300 patentes, situándose en un segundo lugar y superado solamente por Thomas Edison.

En 1932, mientras el doctor Hansell trabajaba en su laboratorio se percató de cierta particularidad en el comportamiento de uno de sus ingenieros que le ayudaban en el laboratorio. Cuando su asistente trabajaba al lado del generador electrostático, parecía experimentar cambios de humor a medida que el generador cambiaba su polaridad y el tipo de iones que liberaba en el aire: cuando el generador producía iones negativos, el asistente experimentaba una sensación de euforia y se encontraba mucho más enérgico; en cambio, cuando la máquina producía iones positivos, el asistente experimentaba un bajón importante en cuanto a su estado de ánimo y podía llegar fácilmente a mostrarse agresivo y más propenso a padecer dolores de cabeza. Hansell dedujo que ese cambio de comportamiento probablemente fuera debido a un único factor: el tipo de iones que generaba el generador más grande que tenían en el laboratorio. Aunque Hansell supo identificar claramente que lo que había producido ese poderoso efecto biológico en su asistente había sido el aire ionizado, eso no fue todo.

Mientras estuvo observando el comportamiento de su ingeniero, el doctor Hansell percibió también algo tan intrigante como lo anterior. Resulta que, debido a todas las actividades que se realizaban allí, el laboratorio en el que trabajaba estaba siempre lleno de polvo, y para aquellos que padecían alergias las partículas que flotaban en el aire sólo hacían que empeorar su estado. Sin embargo, cuando el generador de iones empezó a producir iones negativos sucedió algo increíble: aquellos que eran alérgicos y estaban más cerca del generador notaron como todos sus síntomas desaparecieron.

Cuanto más observó este fenómeno, más llegó a comprender que se trataba de los iones negativos que no sólo eran capaces de alterar el estado de ánimo, sino también de aliviar las alergias mediante la eliminación de las motas de polvo en el aire.

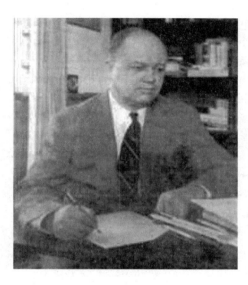

El doctor Clarence Hansell

El doctor Clarence Hansell fundó y dirigió en 1925 la Rocky Point Research Section de la RCA Radio Transmission Laboratory y, hasta el día de su muerte en 1967, registró en Estados Unidos más de 300 patentes, situándose en un segundo lugar y siendo superado solamente por Thomas Edison. Las observaciones que realizó en su laboratorio el año 1932 fueron las que le llevaron a emprender su investigación pionera sobre los iones negativos y sus efectos terapéuticos.

Con la ayuda de su maquinista, Al Streib, el doctor Hansell creó un pequeño dispositivo móvil que producía iones negativos. Ambos lo probaron con sus familiares y amigos y, rápidamente, pudieron comprobar lo eficaz que resultaba en cuanto a deshacerse de los alérgenos transportados por el aire y levantar el estado de ánimo. En los años posteriores, el doctor Hansell contactó con los ejecutivos de la RCA para considerar la producción de una herramienta similar, pero la RCA no vio en su producción ningún valor comercial.

En 1945, el doctor Hansell trabajó como investigador científico con el Technical Industrial Intelligence Committee en Alemania para el gobierno estadounidense. Por aquel entonces, su interés por los iones no había decaído y, durante el período de tiempo que estuvo trabajando allí, continuó investigando y proporcionando información relacionada con la ionización del aire. Según una de sus teorías, con la incorporación de un dispositivo de iones negativos en los submarinos se podría reducir la cantidad de alergias en el aire de la nave y mejorar el estado de ánimo de los marineros.

Esta teoría sobre la ionización fue la que le llevó a asociarse con el señor W. Wesley Hicks, el presidente de la compañía Wesix Electric Heater. El señor Hicks pronto se convirtió en uno de los promotores más activos y en el partidario más eficaz en la investigación sobre la ionización del aire en Estados Unidos. Su vinculación duró hasta el día de su muerte, el 8 de diciembre de 1960. Fue la participación del señor Hicks en el uso comercial de los dispositivos de iones negativos lo que facilitó la introducción de aire ionizado en aparatos de aire acondicionado.

Mientras Hicks desarrollaba equipamiento con iones negativos, Hansell continuó investigando y escribiendo sobre el potencial terapéutico de los iones negativos hasta su fallecimiento. Por desgracia para Hicks y Hansell, a lo largo de la era de la posguerra la comunidad médica tachó el trabajo que se había llevado a cabo sobre los iones negativos en Estados Unidos de mera charlatanería, a pesar de que existían pruebas que demostraban todo lo contrario.

Cualquier investigación sobre iones negativos o cualquier tipo de equipamiento que se creara en Estados Unidos era etiquetado rápidamente como fraudulento por la comunidad científica.

Junto a otras naciones europeas, fue principalmente la Unión Soviética quien retomó los estudios sobre la electricidad y la ionización que fueron boicoteados por el gobierno al poco tiempo de terminar la guerra, y fue sobre todo el orgullo y la importancia que daban los rusos a sus atletas lo que llevó a sus investigadores a continuar investigando sobre los iones negativos. Su objetivo inmediato era comprobar hasta qué punto podían llegar a mejorar la capacidad de rendimiento de los atletas.

Conclusión

Tal y como queda demostrado en el registro histórico, aunque los científicos del siglo XVIII intuyeron una conexión entre la electricidad y su influencia en la vida (en concreto en la vida de las plantas), no fue hasta principios del siglo XX cuando los científicos llegaron a comprender la naturaleza física de los iones negativos. A pesar de los avances reales que Tesla y Hansell consiguieron con respecto a los iones y al comportamiento humano, el potencial del aire ionizado fue completamente ignorado en Estados Unidos. Mientras el país ponía énfasis y se centraba en descubrir pociones mágicas en forma de productos farmacéuticos para curar un amplio abanico de enfermedades, otros científicos de todo el mundo se adentraban en el fascinante mundo de los iones en busca de respuestas mejores, más seguras y más concretas.

3

La exposición a los iones negativos y sus beneficios para la salud

Uno de los grandes problemas económicos a los que se enfrenta nuestro país en la actualidad es al creciente coste de la asistencia sanitaria. Mientras el número de pacientes tratados por enfermedades degenerativas sigue aumentando, los costes de atención médica se han disparado (por no hablar del creciente coste de la cobertura del seguro médico). Si pudiéramos utilizar un tratamiento complementario que fuera seguro, eficaz y mucho más barato para combatir los mismos trastornos que se están cobrando a nuestro país miles de millones de dólares al año, ¿no sería más prudente hacerlo?

A principios de 1950 científicos e investigadores médicos de todo el mundo llevaron a cabo cientos de estudios convincentes sobre los efectos positivos de los iones negativos. Todos ellos trataban sobre un tema similar: el exceso de una ionización positiva como causante de muchos efectos secundarios no deseados y los iones negativos como posibles proveedores de energía, bienestar y múltiples beneficios para la salud.

En este capítulo se enumera una serie de problemas de salud comunes y la manera de poder aliviarlos mediante una exposición de iones negativos. Puede que algunas personas al empezar con un tratamiento con iones negativos sientan un alivio inmediato, otras quizás tengan que pasar primero por unas etapas graduales y otras incluso puede que no lleguen a experimentar ninguno de los cambios que están buscando. En todo caso, este tratamiento no debería considerarse un remedio mágico. No hay mejor juez que uno mismo para determinar el funcionamiento de los iones negativos en el propio cuerpo. Aun así, a diferencia de los problemas asociados a los tratamientos con fármacos, si algo es seguro es que con este tipo de terapia no obtendrás ningún efecto secundario adverso.

Alergias y asma

¿Padeces de alergias o asma? Según la Fundación de Asma y Alergias de Estados Unidos (AAFA), una organización sin ánimo de lucro fundada a principios de 1950, aproximadamente uno de cada cinco estadounidenses presenta síntomas de alergia o asma. Incluso con los avances modernos en medicina y tecnología que ha habido en estos últimos años, el número de casos de asma ha seguido aumentando desde 1980, independientemente de la edad, la raza y el sexo. Como si esto no fuera suficiente, poco más de la mitad de la población de Estados Unidos da positivo como mínimo uno o más alérgenos. El motivo de dicho aumento aún está por determinar, pero es muy probable que entre los factores causantes se encuentren la contaminación del aire, la obesidad, una mala alimentación y la poca actividad física.

Hay dos factores más que pueden estar involucrados en el aumento de los casos de alergias y el asma, aunque éstos ya son más difíciles de medir: la disminución en la ventilación del aire interior, debido a una construcción hermética, y una cantidad mucho más elevada de iones positivos causada por la maquinaria y la electrónica creada artificialmente. De hecho, según la Agencia de Protección Ambiental (con las siglas EPA en inglés), «los niveles de sustancias contaminantes en los interiores pueden ser de 2 a 5 veces (y en ocasiones más de 100 veces) superiores a los niveles de contaminantes en el aire libre». La EPA expone también que las sustancias contaminantes en el aire que podemos encontrar en los espacios interiores son realmente uno de los cinco mayores riesgos ambientales para la salud pública y que «el estadounidense promedio pasa aproximadamente un 90 % de su tiempo en interiores».

Con tan sólo mirar a través de un rayo de luz brillando desde tu ventana podrás hacerte una pequeña idea de lo que estás respirando en este momento. El aire puro en una zona rural tiene unas 6.000 partículas flotando por cada mililitro, mientras que el aire que nosotros respiramos de un lado a otro en una ciudad promedio puede tener varios millones de partículas por mililitro. Al pasar tanto tiempo encerrados en espacios interiores es más fácil que, aunque leves, acabemos teniendo problemas de salud.

En general, es sabido que la contaminación en el aire puede ser perjudicial para los pulmones. Sin embargo, no son tantas las personas que saben que unos niveles elevados de contaminación en el aire pueden afectar también al corazón.

De hecho, la Agencia de Protección Ambiental (EPA) lo considera oficialmente una amenaza para la salud cardiovascular. A principios del año 2002 se publicó en la *Journal of the American Medical Association* (Revista de la Asociación Médica Estadounidense) un estudio exhaustivo y consistente en el que participaron 500.000 personas. El estudio reveló que durante los aumentos repentinos de los niveles de contaminación en el aire aumentaban también los incidentes mortales relacionados con la salud como la neumonía, el asma y el enfisema. Según la EPA, más del 5 % de las muertes por cardiopatía están relacionadas con la exposición a la contaminación del aire.

En la edición de abril de 2013 de la revista *PLOS Medicine* se publicó un estudio en el que participaron 5.000 hombres y mujeres para someterse a exámenes de ultrasonido y medir así una de las dos arterias encargadas de llevar sangre oxigenada a la zona del cerebro y el cuello. A cada sujeto se le hizo un seguimiento durante dos años, y en ese plazo de tiempo los investigadores midieron el grosor de la arteria de cada uno de ellos y las estadísticas de la contaminación en el aire en cuanto a concentración de partículas flotantes. Los científicos descubrieron que cuanto más subían los niveles de contaminación en el aire, más gruesa se hacía la arteria sin importar la raza, el género, el nivel de educación o el historial fumador del sujeto.

Debido a que muchas de estas partículas flotantes poseen una carga neutra o positiva, los iones negativos pueden ayudar a eliminar los alérgenos y contaminantes en el aire. Como los opuestos se atraen, los iones negativos se adhieren a las partículas de polvo, moho, caspa de las mascotas, polen y otros alérgenos. Estas agrupaciones de iones negativos y contaminantes del aire llegan a ser lo suficientemente pesadas como para que la gravedad les haga caer al suelo, donde probablemente terminarán siendo engullidos por la aspiradora. Los generadores de iones negativos pueden llegar a ser incluso eficaces contra los virus y las bacterias que hay en el aire. Entre la gran cantidad de estudios que mostraron la capacidad de este tipo de iones para reducir los contaminantes en el aire, hubo un documento del año 2001 emitido por el Departamento de Agricultura de Estados Unidos (con las siglas USDA en inglés) que afirmaba que «unos niveles elevados de iones negativos pueden tener un impacto significativo en la carga microbiana aerotransportada [...] y causar también una reducción significativa del polvo en el aire. [...] Asimismo puede resultar útil aplicarlos en cualquier espacio cerrado como en superficies de procesamiento de alimentos, instituciones médicas, oficinas de trabajo y en el hogar, donde sería recomendable reducir los patógenos aerotransportados».

Un estudio realizado en 2002 por el USDA llegó a concluir que la tecnología con iones negativos reducía las bacterias aerotransportadas y el polvo que había dentro de una incubadora de corral: los iones negativos disminuyeron los niveles de bacterias de un 85 a un 93 % mientras que los niveles de polvo experimentaron una reducción del 93 %.

En 1966, un estudio publicado en *Pediatrics* se hizo eco de los resultados de una serie de pruebas realizadas con treinta y ocho niños de entre dos y doce meses de edad con prácticamente el mismo tipo de problemas respiratorios. Los niños fueron divididos en dos grupos con diecinueve niños en cada grupo. Uno de estos grupos se utilizó como grupo de control y fue colocado en una habitación donde no se utilizarían generadores de iones, mientras que el otro grupo fue colocado en una sala donde los generadores de iones negativos sí estarían en funcionamiento. El grupo de control fue tratado con medicamentos y antibióticos, mientras que el otro no. Los resultados fueron realmente sorprendentes. El grupo que fue expuesto a iones negativos experimentó que los síntomas desaparecían con mucha más rapidez comparado con los síntomas de los niños que no fueron expuestos a iones. Hace falta decir que este resultado se consiguió sin utilizar ningún otro tipo de tratamiento y que, además, el grupo de niños que no recibió medicamentos ni antibióticos no experimentó ningún efecto secundario adverso. Por otro lado, un estudio publicado en 1984 en la revista *Thorax* evaluaba los efectos de los iones positivos en doce niños con asma enfrentados a hacer ejercicio, y en él se demostraba que el aire ionizado positivamente agravaba de manera significativa el asma producido por el ejercicio y empeoraba la respuesta bronquial de los niños al ejercitarse.

Muchos estudios parecen sugerir que con una disminución de los iones positivos en el aire y un aumento de los negativos se pueden reducir los niveles de partículas de materia aerotransportada y aliviar los problemas respiratorios. Según un informe publicado en 1977, parece ser que los iones negativos son capaces de contrarrestar los efectos alergénicos que los iones positivos provocan en los tejidos respiratorios. Este descubrimiento respalda la investigación que llevaron a cabo Krueger y Smith en 1958 en la que afirmaron que una exposición a iones negativos aumentaba la actividad ciliar de la tráquea. Los cilios son filamentos diminutos que recubren los tubos bronquiales y la tráquea de los seres humanos y que han sido diseñados para eliminar, con un movimiento de atrás hacia delante, el polvo, el polen y otros contaminantes del aire de los conductos de aire del cuerpo. Como era de esperar y según indicaba el mismo informe, los iones positivos lo que hacían es disminuir la actividad ciliar.

La contaminación del aire y el desarrollo infantil

Según la EPA, los adultos pueden presentar problemas de salud con la exposición a la contaminación del aire, cuyos síntomas pueden variar: pueden ser leves, como por ejemplo una erupción cutánea, irritación de garganta o dolor de cabeza, o pueden ser síntomas más graves, incluyendo daños al sistema nervioso, bronquitis crónica o cáncer. Desafortunadamente, los estudios de investigación han demostrado que los niños no responden de la misma manera que un adulto ante la contaminación del aire, y eso se debe a varias razones: una diferencia destacable es que los niños respiran más aire independientemente del nivel de esfuerzo que hagan. En deportes competitivos, por ejemplo, un niño puede respirar entre un 20 y un 50% más de aire que un adulto. Eso se traduce en la inhalación de más contaminantes en el aire, lo que provoca que el cuerpo del niño llegue a absorber concentraciones más altas de contaminación.

Otra diferencia reside en que los niños normalmente no suelen mostrar los mismos síntomas asociados con la contaminación del aire que los adultos y en muchos casos no presentan signos, por lo que el problema es más difícil de reconocer. Actualmente se desconoce si eso es debido a que, en realidad, los niños no son capaces de reconocer los síntomas o a que están simplemente demasiado absortos en otros asuntos como para prestarles atención.

Al no tener los pulmones completamente desarrollados, para un niño exponerse a altos niveles de contaminación en el aire podría suponer un problema, ya que las células importantes para el desarrollo de unos pulmones fuertes podrían dañarse severamente. Como consecuencia, podría ser probable que los pulmones no fueran capaces de crecer o funcionar del todo bien, y eso dejaría al niño con pulmones permanentemente débiles.

TDAH

Según un estudio realizado por Craig Garfield en la Universidad del Noroeste hoy en día se están diagnosticando más niños americanos con TDAH (trastorno por déficit de atención con hiperactividad) que nunca, situando el número actual en aproximadamente 10,4 millones de niños en 2010. Eso representa un 66 % más que en el año 2000, tan sólo diez años atrás. El TDAH es un trastorno que altera la capacidad de una persona para concentrarse, cuyos síntomas más comunes incluyen un trastorno de conducta, falta de atención, distracción, ansiedad, pensamiento cognitivo reducido, soñar despierto y una procrastinación constante. Aunque no exista ninguna prueba que detecte el TDAH, el diagnóstico consiste en un largo proceso compuesto por varias etapas en las que los pacientes deben mostrar por lo menos seis o más síntomas durante un período de seis meses.

De la misma manera que pueden favorecer tu concentración diaria, los iones negativos pueden tener también un efecto igual de positivo en los niños con TDAH. Al proporcionar más oxígeno al cerebro y estimular los niveles de serotonina adecuados, los iones negativos pueden ayudar a un niño con TDAH a estar más alerta y a ser capaz de concentrarse. Un estudio publicado por la revista *Journal of Abnormal Child Psychology* en 1984 informó sobre los efectos del tratamiento con iones negativos en niños con dificultades de aprendizaje. Según la investigación, los niños expuestos a un entorno rico en iones negativos mostraban una mejoría en cuanto a memoria incidental y atención selectiva. En 1990, los mismos investigadores publicaron un estudio en la *International Journal of*

Biometeorology en el que mostraron también las posibles aplicaciones beneficiosas de los iones negativos en varios jóvenes con dificultad de aprendizaje.

Un experimento sobre el aprendizaje publicado en 1969 en la *International Journal of Biometeorology* analizaba los efectos de los iones negativos en un grupo de ratas cuya tarea era recorrer un laberinto. Los resultados mostraron que las ratas que estuvieron expuestas a un nivel elevado de iones negativos durante quince minutos diarios y durante un período de dos semanas cometieron menos errores y mejoraron sus tiempos, lo que sugería un estrecho vínculo entre esta terapia y la capacidad de aprendizaje.

Recuperación y sistema inmunitario

Los iones negativos también pueden estimular el sistema inmunitario y ayudar al cuerpo a curarse por sí mismo. En 1959, un investigador llamado doctor Igho H. Kornblueh trató a 138 víctimas con quemaduras en el Northeastern General Hospital con aire cargado negativamente. Lo que descubrió fue que casi el 60 % de las víctimas con quemaduras experimentó una reducción significativa del dolor y el malestar y, a la vez, también se curaron más rápidamente y más en profundidad. Por otro lado, sólo el 22 % del grupo de control que fue tratado con tratamientos tradicionales para las quemaduras obtuvieron resultados similares. Junto a sus compañeros Gualtierotti y Sirtori, Kornblueh publicó en 1968 otro informe sobre el poder curativo de los iones negativos en el que se observaron unos niveles de reducción del dolor y una formación rápida del tejido cicatricial en 138 víctimas de quemaduras tras someterse una terapia con este tipo de iones. Esa rapidez en la cicatrización podría haberse debido a la capacidad de los iones negativos para prevenir la infección del microorganismo.

En defensa de esta idea, según un estudio en 1986 publicado en el *General Physiology and Biophysics* las heridas de rata cuya piel había sido privada de epidermis y expuesta a iones negativos durante tres horas presentaban una cicatrización acelerada. Por el contrario, una exposición a los iones positivos ralentizaba la recuperación. Según los mismos científicos que estuvieron detrás de esta investigación, los tejidos blandos privados de oxígeno promovían el crecimiento de microorganismos dañinos como el *Clostridium perfringens* y el *Staphylococcus aureus*, ambos aniquilados por la pulsación de iones negativos sobre el tejido lesionado. De hecho, en 1979 la *Journal of Hygiene* ya había declarado previamente este particular beneficio de la exposición a los iones negativos con la publicación de un estudio, el cual mostró una reducción en los niveles bacterianos en las unidades de quemados de los hospitales tras dos semanas llenando estos espacios con un alto nivel de iones negativos. Estas reducciones fueron las que propiciaron una cicatrización más rápida y más eficaz en los pacientes.

En 2002, un artículo de la revista *Critical Care Medicine* detallaba los efectos de una exposición a iones negativos durante la recuperación postoperatoria e indicaba que los pacientes que habían recibido una terapia con iones negativos después de una cirugía mostraban índices más rápidos de recuperación que aquellos que no la habían recibido. Aparte de ayudar en la recuperación, parece ser que los iones negativos pueden prevenir también cierto tipo de lesiones, y así lo demostró un estudio en 1975, según el cual los iones negativos ayudaron a evitar que los animales irradiados sufrieran lesiones por radiación.

Las superficies mucosas en el interior del cuerpo como el tracto gastrointestinal y las vías respiratorias producen aproximadamente el 15 % de la inmunoglobulina A o IgA del cuerpo, el principal anticuerpo con respecto a secreciones. Los anticuerpos, por supuesto, son proteínas utilizadas por el sistema inmunitario para luchar contra bacterias no deseadas y virus en el cuerpo. Según un estudio en 2004 publicado en la *International Journal of Occupational Medicine and Environmental Health*, los iones negativos pueden elevar los niveles de inmunoglobulina salival A, lo cual ilustra el mecanismo que se esconde detrás de su capacidad para promover la curación y la inmunidad.

Relacionado con esta función, un estudio de los investigadores Bordas y Deleanu en 1989 probó la influencia favorable que pueden llegar a tener los iones negativos en las úlceras gástricas. Tras inducir úlceras gástricas en ratas de laboratorio a través de la bacteria causante *Helicobacter pylori*, Bordas y Deleanu trataron a algunos grupos con iones negativos y, al hacerlo, descubrieron que estos grupos experimentaron un proceso de cicatrización de úlcera más acelerado, una disminución de la secreción ácida y el sangrado gástrico y una reducción del tamaño de las úlceras. Los mismos autores publicaron en 1991 un estudio de seguimiento que mostraba cómo la terapia con iones negativos disminuía significativamente el número de úlceras en los animales de laboratorio y promovía una recuperación duradera y un dolor gástrico menor.

En 2008, unos investigadores japoneses descubrieron que el aire cargado negativamente podía activar el sistema inmunitario, facilitar el flujo sanguíneo y estabilizar el sistema nervioso autónomo. A raíz de estos descubrimientos, los científicos también exigieron un análisis de los efectos de los iones negativos creados artificialmente a largo plazo, probablemente con la esperanza de poder recomendar en un futuro el uso de generadores de iones negativos para mejorar el ambiente interior de aquellos lugares con muchos iones positivos (como los edificios de oficinas, por ejemplo). Si en un edificio de oficinas se incluyera un generador de iones negativos, se podría reducir el absentismo laboral por enfermedad y mejorar la productividad.

Los verdaderos beneficios de respirar aire puro

¿Te has preguntado alguna vez cuál es la diferencia entre el aire normal, el aire que respiramos diariamente y el aire puro? ¿Por qué nos desplazamos hasta los parques de nuestro barrio o vamos a la playa solamente para respirar aire puro? Ésa es exactamente la pregunta que el doctor Bernell E. Baldwin se propuso responder en su artículo publicado por *The Journal of Health and Healing* titulado «Why Is Fresh Air Fresh?» El doctor Baldwin, un asesor e instructor de fisiología aplicada en un *lifestyle center* y en un hospital durante más de treinta años, escribió este artículo para explicar que el aire puro es, de hecho, muy diferente al aire que respiramos diariamente en casa o en la oficina; el aire puro está repleto de iones negativos que pueden revitalizarte y mejorar tu bienestar general.

Cuando trabajas junto a otras personas en un espacio cerrado como sería un edificio de oficinas, lo que haces es inhalar y exhalar el mismo aire una y otra vez. En el transcurso de un día en una jornada laboral normal de ocho horas, habrás respirado repetidas veces el mismo aire recirculado, como todo el resto de personas en la oficina.

Si a eso le sumamos que, desgraciadamente, la mayoría de los edificios no dejan las ventanas abiertas durante la noche para ventilar, es muy posible que estés respirando gran parte de ese mismo aire contaminado día tras día. Este aire recirculado está viciado y carece de cualquier frescura propiamente dicha, y básicamente lo que hacen los contaminantes que flotan en él es reciclarse a diario a través de todo tu cuerpo.

El artículo del doctor Baldwin respalda la advertencia de la Agencia de Protección Ambiental sobre el aire interior y su estado de contaminación de dos a cinco veces más elevado que el aire exterior (*véase* página 46). Si se pudiera alterar el aire en los interiores para que fuera lo más parecido al aire que inhalamos cuando estamos rodeados de naturaleza, la calidad de nuestra vida laboral aumentaría positivamente. El suplicio de los lunes desaparecería de un día para otro al poder afrontarlos con otro estado de ánimo y un espíritu más positivo y, además, tu cuerpo experimentaría a la vez una disminución en cuanto a ansiedad y un aumento en relajación.

Dolor

Los neurotransmisores son sustancias químicas que transmiten señales entre una célula del cuerpo y otra, y facilitan que haya una mejor comunicación de la información a través del cerebro y el cuerpo. La serotonina o 5-hidroxitriptamina (5-HT) es un neurotransmisor que se encuentra principalmente en el tracto gastrointestinal, en las plaquetas de la sangre y en el sistema nervioso central. La mayor parte de la serotonina del cuerpo sirve para ayudar a que el sistema digestivo funcione correctamente mientras que el resto se encarga de regular las emociones, el estado de ánimo en general, el apetito y el sueño.

Por desgracia, al ser un producto químico diseñado para transmitir señales a través de las neuronas, parece que la serotonina en la sangre juega también un papel importante en la sensación del dolor físico (si alguna vez te has preguntado por qué la picadura de cierta araña, avispón, escorpión o raya con púa duele tanto, gran parte de la respuesta se encuentra en la serotonina. Algunas de estas especies de criaturas tienen aguijones que inyectan grandes dosis de serotonina en la sangre de sus víctimas). Si bien no se conoce exactamente qué tipo de mecanismos se esconden detrás de la percepción y la transmisión del dolor en el cuerpo, hay datos científicos que sugieren que la serotonina en la sangre puede aumentar la sensación de dolor.

Los iones negativos pueden ayudar a disminuir los niveles de serotonina en la sangre y parece ser que lo consiguen acelerando la oxidación de este neurotransmisor en la sangre, convirtiéndole así en una forma biológicamente inactiva. Ésta puede ser una de las razones por las que en muchos estudios la terapia con iones negativos presenta cierta capacidad de aliviar el dolor. Las investigaciones que se han llevado a cabo con víctimas de quemaduras han demostrado que la exposición a los iones negativos ayuda a reducir los niveles de dolor y funciona también contra las infecciones. Algunos investigadores han observado incluso beneficios en pacientes con cáncer, quienes sufren dolor a menudo. Según un determinado informe, los pacientes con cáncer que han sido expuestos a una terapia con iones requieren menos analgesia y experimentan una cicatrización de las heridas más rápida.

Durante varias décadas los médicos han sugerido diversas teorías sobre el papel exacto de la serotonina en las migrañas. Muchos de los pacientes que sufren de migrañas reconocían ciertas alteraciones en sus niveles de estrés, apetito, estado de ánimo y hábitos de sueño como características asociadas a estos fuertes dolores de cabeza. Muchos estudios han demostrado que las neuronas que contienen serotonina en el tronco del encéfalo están implicadas en la regulación de muchos de estos aspectos generales del comportamiento humano, por lo que no es de extrañar que los médicos hayan estado considerando una posible vinculación entre la serotonina y las migrañas y la manera de poder modular este neurotransmisor para tratar este problema.

El papel específico de la serotonina sigue siendo un tema controvertido. Durante años, los científicos han vinculado las migrañas a una expansión o constricción de los vasos sanguíneos en la superficie del cerebro. Aparte, la elección del tratamiento también ha sido objeto de debate. Los fármacos que estimulan ciertos receptores de serotonina parecen ser eficaces en el tratamiento de los ataques agudos en curso, mientras que los fármacos que bloquean otros receptores de serotonina parecen ser eficaces para prevenir la migraña. Una teoría sobre el dolor causado por la migraña, no obstante, exponía que ese tipo de dolor se originaba a raíz de unos grupos de células del cerebro hiperactivas que provocan altos niveles de sustancias químicas como la serotonina, y que eran estos niveles elevados de serotonina los que causaban la constricción de los vasos sanguíneos de todo el cuerpo y, por ende, los síntomas de la migraña.

Esta teoría concuerda con la idea de que los iones negativos, los cuales disminuyen los niveles de serotonina en la sangre, podrían utilizarse para prevenir las migrañas y los dolores de cabeza en general. Según un estudio publicado en 1981 en la *Journal of Environmental Psychology*, la incorporación de un generador de iones negativos en un entorno de oficina con cierto déficit de este tipo de iones redujo un 50 % el número de quejas por dolores de cabeza y disminuyó significativamente el número de informes de náuseas y mareos. En esa misma oficina se asociaba el turno de noche con dolores de cabeza y un mal estado de salud y, no obstante, los iones negativos parecían reducir estos problemas de manera más eficaz durante la noche que durante el día. Un informe similar publicado por la Universidad de Surrey describía los efectos de un generador de iones negativos en los trabajadores de una oficina en la sección de informática y recopilación de datos. Tras estar expuestos a una atmósfera rica en iones negativos, los trabajadores experimentaron una reducción de un 78 % en cuanto a cantidad de dolores de cabeza y una mejora de un 28 % en cuanto a rendimiento grupal, unas cifras que impresionarían a cualquier gerente de una empresa.

Estado de ánimo

Muy similares al historial del asistente de laboratorio del doctor Hansell, que sufrió cambios de humor y agresividad debido a una exposición excesiva a iones positivos, hoy en día siguen desarrollándose otros estudios con respecto a los iones y a sus posibles efectos en el estado de ánimo y en la salud mental. Según el Instituto Nacional de la Salud Mental, casi el 10 % de toda la población de Estados Unidos (unos 32 millones de adultos) padece algún tipo de trastorno del estado de ánimo. Aunque los expertos no están completamente seguros de cuáles son los causantes de estos trastornos de ánimo como sería la depresión, se cree que la naturaleza y la alimentación tienen algo que ver. Si bien la depresión a menudo tiene incidencia en miembros de una misma familia, su causa no siempre puede ser genética. Es sabido que los acontecimientos estresantes o traumáticos en la vida de una persona pueden provocar depresiones, pero aparte de eso también existen otros factores como la falta de descanso, la dificultad para conciliar el sueño y el dolor agudo (todo ello causado posiblemente por una mezcla de contaminación e iones positivos) que pueden conducir a la depresión.

La depresión puede presentarse de muchas formas diferentes. Para ser diagnosticado de depresión mayor debes sufrir cinco o más síntomas de depresión durante al menos dos semanas, y normalmente, si no se aplica ningún tratamiento, persiste durante seis meses o más. En cambio, la depresión menor, similar a una depresión mayor, requiere solamente de dos a cuatro síntomas para un diagnóstico.

La distimia es una forma menos común de depresión que tiende a ser más sutil y a producir síntomas más leves que una depresión mayor o menor, y debido a que sus signos son más difíciles de ver puede pasar fácilmente años sin tratar. El trastorno afectivo estacional (TAE) es un tipo de depresión que, como su nombre indica, suele ser estacional. Los pacientes normalmente comienzan a presentar síntomas de depresión en otoño y siguen haciéndolo hasta que llega la primavera o, incluso, hasta principios de verano.

Puede que sea difícil distinguir los síntomas del TAE de otros tipos de depresión, pero generalmente las personas afectadas por este trastorno muestran cierta tendencia a experimentar cambios de humor, a irritarse, a ponerse inquietas, gruñonas y a perder el interés en cosas que normalmente antes disfrutaban. Además, el TAE puede inducirte a comer más, a que se te antojen alimentos poco saludables con muchas calorías y carbohidratos y hacer que, consecuentemente, aumentes de peso. Aunque los médicos especializados no están del todo seguros de cuáles son los causantes del trastorno afectivo estacional, muchos consideran que la falta de luz solar puede ser un factor. Al fin y al cabo, perder el contacto con la luz solar podría alterar el ritmo circadiano, el reloj biológico que le indica a tu cuerpo que duerma cuando está oscuro y que despierte cuando haya luz. La falta de luz solar también podría causar estragos en el neurotransmisor serotonina que afecta a los cambios de humor. Así pues, si los iones negativos pueden tener un efecto positivo en la regulación de la serotonina, tal vez, podrían contrarrestar también los síntomas de las personas afectadas por el TAE.

Curiosamente, el aire en época de verano tiene una mayor concentración de iones negativos comparado con el aire de invierno, el cual tiende a contener más iones positivos. Si los generadores de iones negativos crearan los iones suficientes como para imitar el aire de verano, las personas afectadas por el TAE podrían experimentar mejoras significativas en su estado de ánimo y en sus ritmos circadianos.

Varios estudios sobre este tema fueron dirigidos por el doctor Michael Terman, profesor de la Universidad de Columbia. El doctor Terman, especializado en el sueño y la depresión, obtuvo un doctorado en psicología fisiológica por la Universidad Brown y dirige tanto el Center for Light Treatment and Biological Rhythms en el Columbia Presbyterian Medical Center como el Clinical Chronobiology Program en el Instituto Psiquiátrico del Estado de Nueva York. Cuando le preguntaron acerca de la terapia con iones negativos, el doctor Terman respondió diciendo que una exposición de iones negativos «produce efectos beneficiosos en el estado de ánimo. Aunque los iones emitidos por las máquinas no puedan percibirse por los sentidos, los estudios han observado una clara mejoría en los pacientes con depresión invernal».

Durante prácticamente una década, el doctor Terman, su esposa y su asistente de investigación, el doctorado Su Jiuan, estuvieron analizando los efectos de la ionización negativa y comparándolos con formas más tradicionales de terapia para el TAE, como sería la exposición a luz brillante o la simulación a la exposición de la luz solar. En un estudio realizado en 2006, noventa y nueve adultos afectados por el trastorno afectivo estacional fueron divididos en cinco grupos. A cada grupo se le asignó un tipo de tratamiento diferente que sería aplicado diariamente durante tres semanas. Algunos de estos tratamientos incluían la exposición a luz brillante durante media hora nada más despertar, un pulso constante de luz del amanecer simulado durante trece minutos antes de despertar y una simulación del amanecer entorno a la hora normal de despertar. Los dos últimos grupos fueron expuestos a generadores de iones negativos, y mientras uno recibía los iones negativos en menor cantidad (lo suficientemente baja como para no perturbar la circulación de aire) durante una hora y media antes de despertar, el otro recibió un flujo mayor de iones negativos durante el mismo período de tiempo; un flujo que el doctor Terman bautizó como flujo de «potencia industrial».

Los resultados del estudio, publicados por la *American Journal of Psychiatry*, concluyeron que los generadores de iones negativos con un flujo mayor proporcionaron resultados positivos comparables a los de la terapia con luz brillante tradicional y a los antidepresivos; en cambio, los generadores de iones negativos con un flujo menor no tuvieron ningún efecto sobre los sujetos. Estos resultados fueron muy similares a los de las investigaciones anteriores que llevó a cabo Terman, cuya investigación en 1998 reveló que la luz brillante y una ionización de alta densidad negativa del aire podían actuar ambas como antidepresivos en pacientes con trastorno afectivo estacional. También establecieron paralelismos con los resultados de un artículo que escribió Terman en el año 2005 sobre los efectos de las terapias con luz y con iones negativos en depresiones crónicas no estacionales, los cuales sugerían que ambos tratamientos eran capaces de aliviar tanto la depresión crónica como el TAE. Uno de los aspectos más alentadores de estos resultados fue comprobar que, gracias a estas intervenciones no farmacéuticas, los pacientes con depresión podrían evadir los efectos secundarios y contraindicaciones comunes en los medicamentos antidepresivos.

Como hemos mencionado anteriormente, la serotonina es un neurotransmisor que juega un papel importante en el estado de ánimo, por lo que una regulación adecuada de esta sustancia química puede ser la clave para vencer la depresión, el estrés y la ansiedad. Como a la serotonina se le ha asociado un efecto calmante, los médicos normalmente confían en unos medicamentos conocidos como inhibidores selectivos de la recaptación de serotonina (ISRS) que aumentan los niveles de serotonina al limitar la reabsorción celular de este neurotransmisor para poder así tratar estas enfermedades. De esta manera, lo que hacen es estimular un estado de sedación que pueda ayudar al individuo a lidiar con cualquier tipo de estrés fisiológico, emocional o mental. Sin embargo, ha habido recientemente investigaciones que han puesto este enfoque en duda: contrariamente a la creencia anterior, parece ser que las personas con trastornos de ansiedad presentan unos niveles de serotonina excesivamente altos.

Según un estudio publicado en la *JAMA Psychiatry*, unos investigadores del Departamento de Psicología de la Universidad de Upsala fueron, de hecho, capaces de demostrar que los individuos que sufren de fobia social producen un exceso de serotonina. Más específicamente, el equipo de investigación dirigido por los profesores Mats Fredrikson y Tomas Furmark descubrió que estos niveles elevados de serotonina se concentran en una parte del cerebro conocida como amígdala, el centro cerebral del miedo. Cuanta más serotonina produce el sujeto, más ansioso se pone.

Este estudio parece implicar un cambio de paradigma en nuestro conocimiento sobre lo que ocurre químicamente en el cerebro de aquellos que sufren ansiedad. A pesar de que durante años los científicos consideraban que las personas con fobia social parecían presentar también una mayor actividad del nervio en la amígdala, lo que sugiere un centro cerebral del miedo demasiado sensible, estos recientes hallazgos señalan el exceso de serotonina como parte del mecanismo que provoca estrés, ansiedad y depresión. Según indica el investigador Andreas Frick, «la serotonina puede aumentar la ansiedad en vez de disminuirla, como previamente solía asumirse».

Los anuncios de la televisión que hacen publicidad sobre cursos de relajación o meditación generalmente presentan la idea de estar al aire libre en la naturaleza, y eso no es fruto de la casualidad. Un maestro de yoga meditando en medio de una playa mientras los pájaros vuelan en lo alto al atardecer nos ofrece un paisaje paradisíaco; pero también ocurre lo mismo con el relajante sonido de una cascada que emana de una banda sonora de meditación. Ambas cosas tienen en común dos ideas principales: aliviar tensiones y la naturaleza. A nivel más personal, es posible que hayas notado que, tras trabajar durante un largo período de tiempo y con las vacaciones a la vuelta de la esquina, intentas pasar el máximo tiempo posible fuera de los edificios, y lo último que probablemente quieras hacer es encerrarte en casa de tus familiares o pasar todas tus vacaciones en la habitación de un hotel. Por supuesto que no. Lo que quieres es salir, explorar y respirar un poco de aire fresco que tanto anhela tu cuerpo. Disponer de tiempo libre, sin duda, puede ser muy beneficioso para tu estado de ánimo, independientemente de tu exposición a los iones negativos o no; no obstante, teniendo en cuenta esta nueva interpretación del papel de la serotonina en el estado de ánimo, el aumento de iones negativos que podemos encontrar más allá de las cuatro paredes de una oficina podría estar estrechamente vinculado con la disminución de los niveles de estrés, ansiedad y depresión que experimentamos durante unas vacaciones (algunas personas incluso se refirieron a los iones negativos como «vitaminas del aire» debido a sus efectos positivos en el cuerpo y la mente).

A pesar de que el papel real de la serotonina en cuanto a la ansiedad y otros trastornos relacionados con el estado de ánimo está sólo empezando a salir a la luz en la investigación convencional, hace ya bastante tiempo que algunos estudiosos conocen el poder que tiene la terapia con iones negativos sobre estas condiciones difíciles de salud. El doctor Albert P. Krueger, exprofesor de Berkeley, dedicó gran parte de su investigación a este tema, estudiando durante décadas los efectos de los iones en las plantas y los animales. Su trabajo estuvo muy bien considerado y contribuyó en gran medida a que la terapia con iones pasara de una franja alternativa a ocupar un lugar más respetado dentro de la comunidad científica. En numerosas ocasiones, Krueger observó cómo los iones positivos elevaban los niveles de serotonina de sus animales de laboratorio, mientras que los iones negativos los disminuían. También señaló que esta disminución en la concentración de serotonina se asociaba a muchos resultados beneficiosos.

En 1967, el neurocientífico americano Allan H. Frey publicó un estudio en la *Journal of Comparative and Physiological Psychology* sobre la modificación de la respuesta emocional ante una exposición de iones negativos. Según su hipótesis, el tratamiento con iones negativos provocaría una disminución de la serotonina en el cerebro y eso afectaría al estado de ánimo. Los resultados coincidieron con su predicción: cuando los sujetos animales fueron tratados con iones negativos, sus respuestas emocionales ante el miedo y la ansiedad se vieron reducidas significativamente.

Poco después, el investigador Ronaldo Ucha Udabe y sus compañeros de investigación mencionaron también los efectos positivos de la terapia con iones negativos en un gran número de pacientes con síndromes de ansiedad. Sus sesiones duraban desde quince minutos a dos horas y la cantidad de tratamientos variaba de diez a veinte. La gran mayoría de pacientes (aproximadamente el 80 % de ellos) experimentaron una mejoría de sus trastornos como resultado.

Científicos rusos publicaron el año 1998 los resultados de un estudio en el que exponían a ratas inmovilizadas a iones cargados negativamente. Según los investigadores, el tratamiento con iones negativos realmente impidió el desarrollo de los síntomas comunes del estrés agudo en todos los sujetos animales, sin importar el tipo de comportamiento que tuvieran de forma individual. De manera similar, en 2001 los investigadores japoneses Ichiro Watanabe y Yukio Mano descubrieron que, mediante el uso de la terapia con iones negativos, las escalas de depresión y las emociones subjetivas presentaban una mejoría; incluso analizaron la transpiración de la palma, la cual refleja la función del nervio simpático, y encontraron que disminuía con la presencia de los iones negativos, sugiriendo así un alivio del estrés y la ansiedad.

En 2013, un estudio publicado en *BMC Psychiatry* examinaba cerca de cincuenta años de trabajo de investigación sobre los posibles efectos de la ionización del aire en la depresión, la ansiedad, el estado de ánimo y el sentimiento de bienestar mental en los seres humanos. A través de una evaluación completa y el análisis de dichos estudios, los investigadores concluyeron que la ionización negativa del aire estaba estrechamente vinculada con tasas más bajas de depresión, sobretodo cuando se utilizaban altos niveles de iones negativos. En ese mismo año, dos investigadores italianos publicaron también un análisis sobre la base empírica de los efectos beneficiosos de los iones negativos en la mejora de los trastornos del estado de ánimo, cuyos resultados sugirieron que la terapia con iones negativos era generalmente eficaz en el tratamiento de este tipo de trastornos. Según los autores, «la reducción de gran parte de la literatura sobre la terapia con iones negativos podría haber creado la impresión no fundamentada de que el tratamiento en sí presenta ciertas limitaciones en cuanto a la eficacia. Mientras la industria farmacéutica invertía gran parte de sus recursos en posibles e innovadoras farmacoterapias antidepresivas, no se financió en ningún momento una industria similar para apoyar el desarrollo y el estudio de la terapia con iones negativos». Aunque la investigación clínica sobre este tema ha ido aumentando, «aún existe una brecha sustancial en cuanto a la incorporación en los servicios de salud mental de los tratamientos de última generación como práctica habitual».

No obstante, el fabricante japonés de automóviles Toyota, lleva años investigando los iones negativos. En un estudio del año 2002, Toyota encargó a su equipo de investigación y desarrollo un estudio sobre los efectos de los iones negativos en el estrés mental y la fatiga de los conductores. El estudio, liderado por el doctor Kiyomi Sakakibara, configuró dos simuladores de conducción diferentes en los que se monitoreó el estrés y la fatiga de los sujetos de prueba a través de evaluaciones sensoriales, rendimiento de conducción y adrenalina en la orina, un indicador bioquímico del estrés y la fatiga.

En un simulador de conducción, pidieron a seis sujetos masculinos que condujeran lo mejor que pudieran en una trayectoria curva manteniendo una velocidad constante durante cincuenta minutos. Para el segundo simulador de conducción, catorce sujetos masculinos debían conducir a una velocidad mucho más reducida durante 60 minutos y pulsar también ciertos botones con la mayor rapidez posible cada vez que uno de los tres LED se encendía. Ambos grupos repitieron sus tareas dos veces: una vez con aire natural (que fue utilizada como control) y otra con una exposición de iones negativos aproximadamente de 10.000 iones/cm^3, la misma cantidad de iones que produce una cascada. El primer grupo no mostró variaciones en las evaluaciones sensoriales (que fueron mediciones visuales), pero sí se encontró mucha menos adrenalina en su orina tras exponerse a los iones negativos. El segundo grupo tampoco mostró ninguna diferencia visual aparente en cuanto a estrés, aunque sí presentó niveles inferiores de adrenalina en la orina causados también por la exposición de iones negativos. Además, los errores del segundo grupo en cuanto a pulsar los botones se redujeron un 57 %. Los resultados del estudio también concluyeron que los iones negativos podían mejorar el rendimiento cognitivo del conductor (*véase* «Rendimiento cognitivo» en la página 72). Fascinado por estos resultados, Toyota continuó investigando los iones negativos.

Otro estudio realizado por el doctor Hideo Nakane en el año 2003 se centraba exclusivamente en los iones negativos y en los efectos que podrían tener en el estrés a nivel biológico. Para el estudio, el doctor Nakane hizo que doce hombres participaran en una prueba psicológica clásica llamada el test de Stroop. Esta prueba causa una interferencia en el tiempo de reacción al mostrar nombres de colores impresos en colores totalmente diferentes. Por ejemplo, «verde» puede estar escrito en rojo y la palabra «azul» en amarillo, y eso hace que las personas tarden más tiempo en nombrar el color y que sean más propensas a equivocarse.

Los sujetos fueron divididos en tres grupos y todos ellos fueron sometidos a tres condiciones experimentales diferentes: una exposición al aire natural, una exposición a los iones negativos y otra a los iones negativos y a fragancias. Cada experimento comenzó con un intervalo de descanso de treinta minutos seguido del test de Stroop durante sesenta minutos y concluyó con otros treinta minutos de descanso. Para medir el estrés, el equipo de investigación recogió muestras de saliva antes, durante y después del test de Stroop en cada ronda de exposición, ya que la saliva produce una sustancia química conocida como cromogranina A (CgA) durante los momentos de estrés. Los resultados de estos experimentos mostraron que los niveles de CgA en el grupo que no fue expuesto a los iones negativos siguieron en aumento durante la prueba de Stroop, mientras que el grupo expuesto a los iones negativos presentó unos niveles muy bajos y estables a lo largo de toda la prueba.

En 2012 se anunció que el Toyota Camry vendría equipado con una tecnología iónica que serviría para mejorar el sistema de aire acondicionado del coche y para llenar la cabina «de aire puro caracterizado por una proporción finalmente equilibrada de iones positivos y negativos».

Los «vientos de las brujas» todavía pueden echar una maldición

Existe un proverbio que dice: «*it's an ill wind that blows* no one any good» (un mal viento no trae nada bueno). Durante siglos las épocas de vientos cálidos, secos y ásperos se han asociado con relatos tristes, desde cuentos populares y leyendas hasta historias religiosas. Estas historias, sin embargo, comparten fundamentos comunes. Conocidos como «vientos de las brujas», estos vientos han sido bautizados con diferentes nombres en todo el mundo: en Oriente Medio a este tipo de viento se le llama *jamsīn*; su nombre hebreo es *sharav*; en Alemania, viento *föhn*, cuya traducción literal sería "secador de pelo"; y en el oeste de Estados Unidos se conocen como los vientos de Santa Ana.

Independientemente del nombre que tengan, este tipo de vientos hostiles son conocidos porque producen malestar y cambios psicológicos adversos. Los residentes que viven en zonas afectadas por dichos vientos a menudo presentan fuertes dolores de cabeza, depresiones, despistes, fiebre u otros síntomas negativos. Incluso ha habido informes que han asociado los vientos de las brujas con un aumento de la tasa de suicidios e intentos de suicidio. Un ejemplo de ello sería un estudio realizado en la Universidad de Múnich, según el cual los suicidios y los accidentes aumentaron un 10% durante los vientos de *föhn* en Europa Central. Los seres humanos se han mostrado siempre sensibles a los cambios atmosféricos antes, durante y después de una tormenta, y esta idea puede verse reflejada en expresiones cotidianas como «tener el frío metido en los huesos».

Los habitantes de muchos de los países que experimentan estos vientos son conscientes de sus efectos, pero no hay mucho que puedan hacer para evitarlos. Los suizos culpabilizaron en el pasado a estos vientos de suicidios, asesinatos, accidentes y violencia; y en Alemania, en particular en el área de Múnich, los cirujanos posponen las operaciones quirúrgicas cuando se pronostican este tipo de vientos.

Rendimiento cognitivo

Tal y como señala una investigación realizada por Toyota en 2002, la exposición a los iones negativos puede aumentar el rendimiento cognitivo. Sin embargo, años atrás, mucho antes de su publicación, los investigadores R.A. Duffee y R.H. Koontz estuvieron investigando los iones y observando resultados similares. En 1965 publicaron un estudio en la revista *Psychophysiology* que probaba los efectos del aire ionizado negativamente en el funcionamiento cognitivo de las ratas. El estudio reveló que las habilidades de las ratas para navegar por un laberinto de agua mejoraban un promedio de 350 % con la exposición a los iones negativos, lo que sugería un aumento significativo en el rendimiento cognitivo. Por otra parte, el rendimiento de las ratas más adultas que vivían en un ambiente ionizado negativamente mejoraba aún más.

En 1974, veinte sujetos fueron expuestos a iones negativos y monitoreados por un electroencefalograma (EEG), cuya función es medir la actividad eléctrica del cerebro. La terapia con iones negativos tuvo efectos mensurables en los patrones de ondas cerebrales y los resultados subjetivos de los sujetos del estudio incluyeron lucidez y una mejora en la capacidad de trabajo. Unos años más tarde, *Ergonomics* publicó un estudio que medía los efectos de los iones positivos y negativos en la ejecución de tareas psicomotoras, y observó una relación entre la exposición de iones negativos y una mejor aptitud.

Robert A. Baron llevó a cabo una serie de experimentos con iones negativos durante la década de 1980. En uno de estos experimentos, los sujetos masculinos y femeninos trabajaron en tres tareas diferentes: corrección de textos, capacidad de memoria y búsqueda de palabras, todas ellas en presencia de concentraciones bajas, moderadas o altas de iones negativos. Los resultados sugirieron que una cantidad moderada de este tipo de iones mejoraba el rendimiento de los varones en dos de estas tareas (capacidad de memoria y corrección de textos). En otro experimento, los sujetos masculinos y femeninos realizaron dos tareas adicionales: copiar una carta y tomar una decisión expuestos a concentraciones bajas, moderadas o altas de iones negativos en el aire. En ambos sexos, la habilidad para copiar una carta mejoró con la subida del nivel de iones. En cuanto a la toma de decisiones, los sujetos masculinos de esta investigación mostraron una tendencia a seleccionar alternativas inicialmente mejores al estar expuestos a cantidades moderadas de iones negativos. El estudio que Baron publicó sobre estos experimentos demostró que los iones negativos tenían la capacidad de mejorar el rendimiento cognitivo.

Además, esta conclusión tan importante fue, de hecho, respaldada por los informes de varios investigadores durante las últimas décadas.

Rendimiento deportivo

De la misma manera que los iones negativos pueden utilizarse para mejorar el rendimiento cognitivo, también pueden utilizarse para mejorar el rendimiento deportivo. El científico ruso A. A. Minkh analizó los niveles de rendimiento de atletas olímpicos en diferentes condiciones de iones negativos, y observó que el grupo de atletas que entrenó y vivió en áreas con una alta concentración de iones negativos en el aire mostró también mejoras en cuanto a rendimiento en comparación con el grupo control. Además, el trabajo de Minkh reveló que, gracias la exposición a los iones negativos, los reflejos de sus sujetos mejoraron en rapidez. Por último, la investigación rusa demostró que los atletas que se beneficiaron de los iones negativos durante el entrenamiento experimentaron mejoras significativas en cuanto al tiempo de reacción, el equilibrio y la resistencia. De manera similar, un estudio publicado en 1965, pocos años después del trabajo ya mencionado de Minkh, mostró una mejoría significativa en el rendimiento deportivo de los deportistas que fueron sometidos a terapias con iones negativos. Al parecer, estos iones podrían convertirse en una manera sencilla de acabar con el uso de sustancias prohibidas para mejorar el rendimiento de los atletas.

Salud cardiovascular

Los niveles altos de colesterol en la sangre (hipercolesterolemia) han sido estrechamente relacionados con las enfermedades cardiovasculares ya que resultan en arteriosclerosis, conocida también como endurecimiento de las arterias. Aunque las compañías farmacéuticas han estado durante años tratando este problema con fármacos reductores de colesterol, el uso de iones negativos para manejar esta enfermedad de una manera más natural existió como alternativa durante décadas. Desde 1965, los estudios han demostrado que los iones negativos tienen la capacidad de reducir los niveles de colesterol en la sangre.

En 1975 se trató a atletas jóvenes con iones negativos y los resultados mostraron un aumento en las adaptaciones cardiovasculares y respiratorias al realizar esfuerzos físicos: el pulso, la presión arterial y la frecuencia respiratoria de cada atleta volvieron a niveles normales antes de lo esperado. Por esa misma época, el científico ruso F. G. Portnov estudió también los efectos de la terapia con iones negativos y descubrió que la exposición a dichos iones tenía la capacidad de dilatar los vasos sanguíneos conocida como vasodilatación. Cuando los vasos sanguíneos se relajan y se dilatan, la presión arterial y el estrés en el sistema cardiovascular disminuyen (además, la vasodilatación puede aliviar también las migrañas, tal y como se explica en la página 58 y ss.). Este mecanismo fue descrito en un estudio de 1985 publicado en *Life Sciences* que sostenía que el triptófano 5 hydroxy, un precursor de la serotonina, bajaba la presión arterial dependiendo de la dosis y en relación directa con la producción de serotonina del cerebro.

No hay duda de que la serotonina juega un papel en la regulación de la presión arterial y que, por lo tanto, la capacidad de los iones negativos para regular los niveles de serotonina hace que se conviertan en un agente potencial en cuanto a la salud cardiovascular.

Diabéticos y ancianos

Cualquier persona expuesta a la contaminación atmosférica tiene riesgo de padecer problemas cardiovasculares, aunque los diabéticos y los ancianos son más propensos a sufrir del corazón. Un estudio en *Epidemiology* examinó lo que equivaldría a aproximadamente una década de registros médicos de cuatro ciudades importantes (Chicago, Detroit, Seattle y Pittsburgh) y reveló que los diabéticos son el doble de propensos que aquellos que no lo son a ser admitidos en el hospital con problemas cardiovasculares debido a la contaminación del aire.

Además, también demostró que los pacientes ancianos de setenta años o más se enfrentan a un riesgo mucho mayor de padecer daños cardiovasculares causados por los contaminantes en el aire.

En el año 2000, los doctores Yamada y Chino publicaron un documento que detallaba un estudio en el que alimentaron a ratones con ocho semanas de vida con alimentos altos en colesterol durante seis días. Un grupo de ratones fue expuesto a iones negativos y otro grupo no. Los glóbulos rojos del grupo tratado con iones negativos mostraron una separación y fluidez, mientras que los glóbulos rojos del otro grupo no, lo que sugería unos resultados cardiovasculares beneficiosos asociados a la terapia con iones negativos para individuos con un nivel de colesterol alto.

Radicales libres

Los radicales libres son átomos o grupos de átomos con electrones desapareados. Debido a que los electrones prefieren existir de dos en dos, los radicales libres tratan de robar electrones de otras moléculas para igualar su número impar. En el proceso, estas sustancias altamente reactivas pueden iniciar reacciones no deseadas en cadena durante la formación de radicales libres en el cuerpo. La principal amenaza que supondría eso sería el daño terrible que pueden ocasionar estos radicales libres a ciertos componentes celulares importantes, incluyendo al ADN. Estos daños pueden causar un mal funcionamiento de las células e, incluso, pueden acelerar el proceso de envejecimiento y causar todo tipo de condiciones problemáticas para la salud.

Aunque los radicales libres puedan dañar las células, éstos son, no obstante, una parte esencial de la vida y el cuerpo los genera constantemente. Pueden formarse de múltiples maneras, pero quizás los radicales libres más comunes, conocidos como especies de oxígeno reactivo (EOR), se originan simplemente a través del proceso normal del metabolismo. Para contrarrestar los aspectos dañinos de los radicales libres, el cuerpo tiene un sistema de defensa a partir de sustancias protectoras conocidas como antioxidantes. Los antioxidantes juegan un papel clave en la prevención del daño celular ya que tienen la capacidad de neutralizar los radicales libres y acabar con las reacciones en cadena anteriormente mencionadas antes de que provoquen resultados no deseados. Aunque el cuerpo produce sus propios antioxidantes de forma natural, estas útiles moléculas se pueden adquirir también a través de la alimentación. Las vitaminas antioxidantes incluyen la vitamina E, el betacaroteno y la vitamina C, y todas ellas pueden encontrarse en determinados alimentos.

Algunos estudios sostienen que una dieta rica en frutas y verduras puede disminuir el índice de muchas enfermedades ya que una gran parte de ellas son ricas en minerales y vitaminas antioxidantes, y, por lo general, se cree que los antioxidantes de estos alimentos son los que ofrecen estas propiedades protectoras; no obstante, las investigaciones siguen en curso y son, hasta el momento, poco concluyentes en cuanto a la utilidad real de una suplementación de antioxidantes para combatir enfermedades.

Respecto al importante antioxidante superóxido dismutasa (SOD), se estudiaron los efectos de la terapia con iones negativos en ratas, bovinos, hombres y en patos como sujetos de experimentación. Tras ser tratados con iones negativos (principalmente el superóxido) producidos por un generador de iones, los sujetos del estudio mostraron un aumento en los niveles de superóxido dismutasa; en otras palabras, los investigadores demostraron que la exposición a los iones negativos elevaba los niveles del antioxidante protector superóxido dismutasa. Los autores de este estudio concluyeron que «la estimulación de la actividad del SOD causada por los iones negativos en el aire en nuestros experimentos nos permite comprender sus amplios efectos beneficiosos». Estos iones, por lo tanto, pueden desempeñar un papel importante en la protección de las células ante los daños causados por los radicales libres y los problemas de salud asociados a ellos.

Síndrome de irritación de la serotonina (SIS)

Varios productos farmacéuticos, plantas naturales y aminoácidos pueden afectar a los niveles de serotonina. El ejemplo farmacéutico más evidente son los antidepresivos conocidos como inhibidores de la recaptación de serotonina o ISRS, unos fármacos que limitan la reabsorción de la serotonina en la célula y aumentan, así, la cantidad disponible de este neurotransmisor para poder unirse a su receptor. Aunque la eficacia y el riesgo de estos fármacos siguen creando controversia, continúa siendo el tipo de tratamiento más popular que suelen prescribir los médicos para combatir la depresión. Cualquier sustancia que aumente la disponibilidad de la serotonina en el cuerpo, ya sea por sí misma o junto a otros medicamentos o suplementos naturales que afecten a la serotonina, puede hacer que este neurotransmisor alcance niveles peligrosamente altos, y una cantidad excesiva de serotonina puede ocasionar síntomas (algunos leves y otros fatales), cuyo espectro se conoce como síndrome de irritación de la serotonina (SIS).

Un caso leve del síndrome de irritación de la serotonina puede hacer que una persona muestre síntomas de molestia tales como un ritmo cardíaco creciente, pupilas dilatadas, tics, sudoración y reflejos hiperactivos (hiperreflexia); un caso moderado puede resultar en hipertensión arterial, una temperatura corporal elevada, agitación e insomnio; y por último, un caso grave puede conllevar terribles consecuencias como sería un estado de *shock* debido a un aumento en la frecuencia cardíaca y en la presión arterial, convulsiones, insuficiencia renal y coagulación intravascular diseminada, que hace referencia a la formación de coágulos de sangre en los pequeños vasos sanguíneos del cuerpo.

El síndrome de irritación de la serotonina normalmente aparece muy rápido y, si los síntomas son leves, puede ser diagnosticado como ansiedad o trastorno neurológico. El SIS se trata, por lo general, a través de la eliminación de los fármacos que conducen a un exceso de serotonina en el cuerpo. Aunque el SIS es más a menudo el resultado de un exceso de serotonina causada por una combinación de ciertos fármacos o el uso de drogas, algunos investigadores señalan a los iones positivos como culpables potenciales. Los iones positivos han demostrado ser capaces de elevar la producción de la serotonina cuando superan significativamente a los iones negativos en el aire, por lo que sería razonable pensar que un ambiente cargado de iones positivos conduciría al SIS. De ser así, los iones negativos, que al parecer disminuyen la producción de serotonina, podrían ser un tratamiento ideal para este síndrome.

La investigación llevada a cabo por A.P. Krueger *et al.*, publicada en la *International Journal of Biometeorology* en 1968, demostró que los iones positivos elevaron los niveles de serotonina en la sangre de ratones de laboratorio, mientras que los iones negativos los disminuyeron. En 1979, Krueger sostuvo la hipótesis de que los iones positivos elevaban la serotonina y los negativos la disminuían debido a sus efectos en las monoaminooxidasas (MAO). Según Krueger, la estimulación de la MAO mediante la terapia con iones negativos fue lo que causó un aumento de la serotonina, mientras que la inhibición de esta misma familia de enzimas a través de la exposición de iones positivos provocó una disminución de los niveles de serotonina en el cuerpo. Además, un estudio publicado en la revista *Science* en 1980 reveló que los sujetos animales que habitaron en un entorno rico en iones negativos durante veinte días presentaron niveles más bajos de serotonina que los que no recibieron dicha exposición. De hecho, gran parte de la investigación realizada en estas últimas décadas ha concluido que los niveles de iones negativos están inversamente relacionados con los niveles de serotonina. De la misma manera que la luz solar interrumpe los ciclos de sueño mediante la supresión de la producción de la hormona melatonina, los iones negativos suprimen la producción de la serotonina. La falta de iones negativos en el aire, pues, se traduce en un aumento de la serotonina.

F. G. Sulman publicó un estudio en la *Upsala Journal of Medical Sciences* sobre las migrañas y los dolores de cabeza provocados por el clima. Según él, «las cargas eléctricas (la ionización positiva y los *sferics*) ocasionadas por cada frente estacionario que se avecina producen una liberación de serotonina». Básicamente, ciertos cambios climáticos y los efectos que tienen en los niveles de serotonina podrían causar la aparición de una serie de síntomas conocidos como el «síndrome de irritación de la serotonina». Según el estudio, los disturbios climatológicos son los causantes de las migrañas y los dolores de cabeza del 20 al 30 % de la población, aunque estas condiciones podrían remediarse siguiendo un «tratamiento apropiado». En otra investigación, Sulman señaló que el síndrome de irritación de la serotonina fue causado por las condiciones producidas durante las tormentas de viento anuales como el siroco, el *sharav* o los vientos de Santa Ana. Estos vientos provocan una ionización positiva del aire que termina causando el SIS. Muy apropiadamente, Sulman también sugirió opciones de tratamiento para este problema, y entre ellas incluía la incorporación de iones negativos en los entornos de los afectados por un SIS que estuviera relacionado con el clima. Dichos iones se encargarían de bajar los niveles de serotonina de las víctimas y acabar así con sus migrañas y dolores de cabeza.

Considerando esta descripción del síndrome de irritación de la serotonina, resulta extraordinaria la cantidad de individuos que podrían beneficiarse de un aumento de iones negativos en el aire. Según un estudio de 1986, aproximadamente un tercio de la población parece ser particularmente sensible a la disminución de los iones negativos y eso los hace muy susceptibles a dicho síndrome. Es posible que muchas de las personas que padecen de SIS no lo sepan, y que experimenten síntomas similares a otras condiciones de salud, lo que conduce a diagnósticos erróneos y a tratamientos ineficaces con posibles efectos secundarios adversos. Aunque hace tiempo que el SIS debería haberse incorporado al conocimiento médico convencional, es ahora cuando debemos, sin duda, sacar provecho de la terapia con los iones negativos para remediar este síndrome.

Sueño

Uno de los principales problemas que sigue creciendo en Estados Unidos son los trastornos del sueño. Según la National Sleep Foundation, aproximadamente el 62 % de los estadounidenses tienen problemas para conciliar el sueño al menos un par de veces a la semana, y alrededor del 30 % de los adultos (unos 70 millones de personas) padecen de insomnio cada año. Los Centros para el Control y Prevención de Enfermedades (CCPEEU) afirman también que esta tendencia preocupante no hace más que aumentar en número. Los peligros que conlleva la falta de sueño van mucho más allá de simplemente tener un mal día en el trabajo; es más, los CCPEEU reconocen actualmente la falta de sueño como una epidemia de salud pública al estar estrechamente vinculada con accidentes de tráfico, accidentes industriales y errores médicos. Cerca del 5 % de la población estadounidense se ha quedado dormida o momentáneamente dormida al volante durante el último mes, lo que resulta en más de 42.000 accidentes automovilísticos cada año con 1.550 de ellos mortales.

Aunque el neurotransmisor serotonina se haya asociado con un efecto calmante en el estado de ánimo, actualmente se ha demostrado en innumerables estudios que, cuando los niveles de serotonina son demasiado altos, el síndrome de irritación de la serotonina es propenso a aparecer, mostrando síntomas tales como la inquietud, el insomnio e incluso convulsiones. Así pues, no es de extrañar que las investigaciones afirmen que una exposición de iones negativos, que disminuye la serotonina, pueda promover hábitos de sueño saludables. Esta idea está respaldada por un estudio publicado en 1987 en el *Biological Psychiatry*. En este estudio expusieron a ocho pacientes maníaco-depresivos a iones negativos para tratar sus síntomas, y de los ocho, siete sujetos experimentaron mejorías al dormir debido a los bajos niveles de serotonina. En 1991, los estudios mostraron que la sobreproducción de serotonina podía provocar insomnio y pesadillas. No obstante, cuando se utilizaron generadores de iones negativos para tratar a un grupo de sujetos que padecían un exceso de serotonina, la mayoría de ellos fueron capaces de conciliar mejor el sueño.

Para poder comprender con más claridad los efectos que pueden tener los iones negativos en el sueño sería importante tener presentes los ritmos circadianos. Éstos son, básicamente, las fluctuaciones biológicas que siguen un ciclo de aproximadamente veinticuatro horas. Estos cambios ocurren en prácticamente todos los seres vivos, incluyendo animales, plantas y una gran cantidad de microbios, y son cruciales en cuanto a los hábitos de sueño y la alimentación. Están regulados por grupos de moléculas interactivas en todo el cuerpo conocidas como «relojes biológicos», y estos «relojes» están coordinados por un «reloj maestro» formado por un pequeño núcleo en el centro del cerebro llamado núcleo supraquiasmático o NSQ. La luz y la oscuridad en el medio ambiente desempeñan un papel importante en el ajuste del «reloj maestro» del cuerpo y, por ende, sus ritmos circadianos. El ejemplo más obvio de estas señales de tiempo es la luz del sol, y por eso algunas personas ciegas tienen problemas para conciliar el sueño. Otros factores que afectan al NSQ son el ejercicio, las hormonas y los medicamentos.

Para mantener un buen estado de salud, los ritmos circadianos deben actuar en sincronía y desempeñar su papel en el momento adecuado. Por ejemplo: la temperatura corporal se eleva durante las últimas horas de sueño antes de despertar y disminuye cuando llega la hora de dormir por la noche (la mayoría de la gente experimenta también una bajada de temperatura corporal a media tarde o antes de terminar la tarde, que puede estar relacionada con la sensación soñolienta que suele experimentarse en ese momento del día). En otras palabras, los «relojes» internos regulan los ritmos circadianos que bajan y suben durante el día creando sensaciones de somnolencia y desvelo. Por supuesto, si has dormido lo suficiente por la noche la somnolencia durante la bajada circadiana será menos severa.

En realidad, los ritmos circadianos van cambiando a lo largo de la vida de una persona. Durante la adolescencia, la mayoría de los adolescentes experimentan un cambio en sus fases de sueño que hace que estén más alerta por la noche, y, como resultado, durante ese período puede resultar más difícil conciliar el sueño a una hora razonable. Por desgracia, los tempranos horarios de los colegios no suelen encajar muy bien con estos ritmos circadianos, y eso hace que a menudo los adolescentes estén faltos de sueño.

En 1993, los investigadores Reilly y Stevenson expusieron a sujetos masculinos a iones negativos y midieron sus respuestas fisiológicas como la temperatura corporal, el pulso y la respiración en reposo y durante el ejercicio. La exposición a los iones negativos supuso una mejora significativa en cada uno de estos estados fisiológicos, sobre todo durante el reposo, pero más importante aún fue que «los resultados confirmaron que los iones negativos son biológicamente activos y que afectan a los ritmos circadianos del cuerpo».

Cuando dormimos se reparan y se regeneran las células del cuerpo y, por esa razón, debería investigarse mucho más sobre cualquier tratamiento que pueda regular los ritmos circadianos y mejorar los hábitos de sueño. Dormir es muy importante y no debería, en ningún caso, subestimarse.

Perder peso

Son muchas las dietas de desintoxicación (a menudo llamadas dietas «detox») cuyo objetivo es ayudar a limpiar tu cuerpo y a deshacerte de cualquier impureza que pueda haberse acumulado con el tiempo. Pero ¿de qué sirve tener un cuerpo limpio si no se ha producido un cambio de mentalidad? Los malos hábitos se reanudarán, los cambios en tu estilo de vida serán solamente temporales y la dieta será otro intento fallido de conseguir mantenerte saludable, parecido al duro y complicado propósito de Año Nuevo de perder peso.

Innumerables estudios han demostrado que unos niveles altos de estrés y ansiedad están vinculados a un aumento de peso que, posteriormente, podría conducir a diversos problemas de salud como un mayor riesgo de derrame cerebral, hipertensión arterial y diabetes, por nombrar sólo algunos. Eso se debe a que el estrés afecta a una persona tanto física como emocionalmente. Si estás pasando por un momento crucial en tu vida, o incluso, si estás teniendo simplemente un mal día, es muy probable que empieces a picar entre horas más de lo habitual y a comer en exceso durante las comidas; y lo que es peor aún, durante momentos de estrés tu cuerpo puede ansiar alimentos «saciantes», que suelen ser hipercalóricos con muchos azúcares o grasas, como por ejemplo alimentos fritos, chocolate, helados o pasta.

Lo que hacen los hidratos de carbono es aumentar los niveles de serotonina, y por esa razón tu cuerpo te pide ingerir más en momentos de presión. No obstante, esta subida del estado de ánimo es temporal y viene generalmente seguida por un bajón. Aunque pueda proporcionarte cierto alivio temporal, el correspondiente aumento de peso debido a un exceso de hidratos de carbono no compensa en absoluto. La exposición a grandes cantidades de iones negativos, en cambio, puede reducir el estrés mediante la regulación del neurotransmisor serotonina y disminuir también la ansiedad gracias a la reducción de los niveles de cortisol, una hormona liberada como respuesta al estrés que está estrechamente vinculada a un aumento de la grasa en el abdomen.

Aparte de llevar una dieta sana y hacer ejercicio, es importante eliminar los factores que puedan contribuir a un aumento de peso y a mantener malos hábitos alimenticios. Disminuyendo en gran medida el estrés no deseado y la ansiedad a través de la exposición a los iones negativos, puedes conseguir eliminar otro obstáculo más en tu camino hacia lograr ese estado de salud que tanto deseas.

Por otra parte, los iones negativos que encontramos en el aire puro producen en tu cuerpo una sensación placentera, y esa asociación positiva con la naturaleza puede inducirte a pasar más tiempo al aire libre, dando lugar a una mayor actividad física y a una consecuente pérdida de peso. Dedicar más de cuarenta y cinco minutos a una cinta de correr o a una bicicleta estática en un gimnasio repleto de cuerpos sudorosos y aire viciado y recirculado no parece tan atractivo como pasar la misma cantidad de tiempo corriendo o montando en bicicleta por una ruta con vistas espectaculares mientras sientes el frescor de la brisa en tu piel, ¿verdad? Nuestros cuerpos están diseñados para beneficiarse de estar sobre todo al aire libre rodeados de un entorno natural, no sentados y encorvados en un cubículo estrecho ante un ordenador de ocho a diez horas al día, mientras recibimos un bombardeo constante de excesivas cantidades de contaminación en el aire e iones positivos.

Conclusión

El poder de los iones positivos y negativos puede tener una gran influencia en varios sistemas internos del cuerpo y también en nuestro comportamiento y estado de ánimo. Los entornos con unos niveles excesivos de iones positivos pueden tener efectos perjudiciales en numerosos aspectos, incluyendo el estado de ánimo, el funcionamiento del sistema inmunitario, el rendimiento cognitivo, el rendimiento deportivo, la salud cardiovascular, los hábitos de sueño, etc. Lo peor viene cuando a menudo estas condiciones de salud se superponen, perpetuándose unas a otras y provocando consecuencias negativas. Por ejemplo, los altos niveles de iones positivos pueden causar ansiedad y otros trastornos en el estado de ánimo que pueden provocar a dificultades para conciliar el sueño, y esa falta de sueño puede, consecuentemente, empeorar la ansiedad y otros trastornos emocionales; eso significaría entrar en un círculo vicioso que debería detenerse antes de perpetuarse. Los estudios sugieren que los iones negativos pueden brindarnos una amplia variedad de beneficios posibles con respecto a estos problemas de salud. Sin embargo, la única manera de saber si nuestro propio estado de salud podría mejorar o no con dichos iones es exponiéndose a ellos. La buena noticia es que la terapia con iones negativos está actualmente disponible en diversas formas diferentes, y, para ayudarte a conocerlas, en el siguiente capítulo te presentamos una lista de dispositivos que puede serte útil para encontrar el tratamiento más adecuado para ti.

4

Dispositivos de iones negativos

Una vez familiarizados con los beneficios saludables asociados a los iones negativos y reconociendo los peligros que puede conllevar una sobreexposición de iones positivos, ha llegado el momento de experimentar por uno mismo algunos de los efectos positivos que puede brindarte la ionización negativa. Durante esta última década se han diseñado diversos productos para producir niveles más altos de iones negativos en el aire. Dichas cantidades se miden en centímetros cúbicos (cm^3 a veces abreviado cc) y hacen referencia a la concentración de iones por centímetro cúbico de espacio.

Para un funcionamiento normal del cuerpo humano, un nivel óptimo sería 1.000 iones negativos/cm^3. Los estudios sugieren que las cantidades superiores a 1.000 iones negativos/cm^3 empiezan a tener efectos terapéuticos, mientras que las dosis de 10.000 iones negativos/cm^3 o mayores parecen ser ideales para aliviar muchos problemas de salud. En este capítulo encontrarás diversos métodos para exponerte a los iones negativos de forma natural y una guía de los generadores de iones negativos más asequibles y prácticos que puedes encontrar en el mercado.

Iones negativos originados de forma natural

Como ya hemos visto, podemos encontrar altas concentraciones de iones positivos y negativos en diferentes lugares en la naturaleza e, incluso, en determinados momentos. Por ejemplo, es posible que antes de caer una gran tormenta eléctrica experimentes dolor de cabeza o sientas cierta tensión; sin embargo, una vez amaina, el aire parece revitalizante y todos esos dolores de cabeza han desaparecido. Casualmente, antes de una tormenta se genera una enorme cantidad de iones positivos y, en cambio, el aire de después contiene un nivel especialmente alto de iones negativos. Aunque los iones negativos puedan encontrarse en muchos lugares en el aire libre, las mejores fuentes naturales de donde proceden se caracterizan por la presencia de agua en movimiento impactando contra una superficie.

Los iones positivos y negativos que hallamos en nuestro entorno pueden variar en cantidad dependiendo de muchos factores, incluyendo la temperatura, la humedad y la circulación del aire: un coche con las ventanillas cerradas contiene alrededor de 15 iones negativos/cm^3 y, si enciendes el aire acondicionado, ese número puede bajar a 1 ion negativo/cm^3; una habitación promedio contiene aproximadamente 150 iones negativos/cm^3, mientras que un edificio aislado, cerca de 50 iones negativos/cm^3, aproximadamente la misma cantidad de iones que encontramos en el aire exterior en una ciudad contaminada; el aire en ciudades con un bajo nivel de contaminación contiene alrededor de 300 a 400 iones negativos/cm^3. No obstante, si te sitúas cerca de un arroyo o un río te expondrás a aproximadamente 600 iones negativos/cm^3;

una fuente de grandes dimensiones puede producir más de 1.000 iones negativos/cm^3, mientras que los bosques contienen más de 3.000 iones negativos/cm^3; la orilla de la playa contiene unos 4.000 negativos iones/cm^3, dependiendo de la fuerza de las olas y del viento; las cascadas pequeñas pueden producir entre 5.000 y 10.000 iones negativos/cm^3, mientras que los grandes saltos de agua pueden producir entre 10.000 y 50.000 iones negativos/cm^3; por último, las Cataratas del Niágara y las cascadas con un tamaño similar pueden generar 100.000 iones negativos/cm^3.

Como podemos comprobar, la cantidad de iones negativos puede variar ampliamente dependiendo de muchos factores, aunque también es importante entender que los iones positivos y negativos coexisten en la mayoría de ambientes. Ciertos entornos pueden influir enormemente en tu bienestar tanto físico como mental y de forma tanto positiva como negativa; la clave está, pues, en limitar la exposición a niveles altos de iones positivos y pasar más tiempo en áreas ricas en iones negativos, y al hacerlo obtendremos beneficios significativos para nuestra salud. En la página siguiente, te presentamos una tabla a modo de guía práctica para que puedas hacerte una idea del promedio de concentración de iones negativos que podemos encontrar en varios entornos.

Aunque lo más probable es que no puedas visitar las Cataratas del Niágara con cierta regularidad, la información que proporciona esta tabla realmente invita a dar un paseo por la naturaleza más a menudo. Estos entornos al aire libre nos pueden resultar revitalizantes no sólo por su belleza, sino también por las concentraciones elevadas de iones negativos que nos brindan.

Promedio de concentración de iones negativos dependiendo del entorno

Entorno	Iones negativos/cm^3
Interiores con aire acondicionado	0-100
Carreteras con mucho tráfico	100-300
Casa bien ventilada	500
Orilla del río	600
Campo	1.000
Fuente grande	1.000
Bosque	3.000
Playa	4.000
Cascada pequeña	5.000-10.000
Cascada grande	10.000-50.000
Las Cataratas del Niágara	100.000

Iones negativos producidos artificialmente

Si llevas una vida ajetreada como la mayoría de nosotros, es perfectamente comprensible que no puedas dedicar varias horas al día a pasearte en medio de un paisaje sereno junto al murmullo de un riachuelo o una cascada impetuosa. Por suerte, actualmente existen varias soluciones: dos de los medios más habituales para exponerte a los iones negativos son las pulseras y los generadores de iones negativos fabricados artificialmente. Las siguientes secciones te proporcionarán información sobre las diferencias principales que hay entre estos dos métodos de exposición, sobre qué es lo más importante a la hora de hacerte con uno de ellos y sobre cuál podría ser la mejor opción con el fin de subministrar a tu cuerpo los iones negativos que necesita.

Purificadores de aire con iones negativos

En cuanto a los generadores de iones negativos hay muchas opciones. En las tiendas al por menor, estas máquinas suelen llamarse ionizadores de aire y están disponibles en muchos tamaños y precios diferentes. Encontrar aquel que se ajuste mejor a tu situación y a tu presupuesto es clave, ya que de eso dependerá que puedas experimentar al máximo los beneficios de los iones negativos o, por el contrario, que no sientas absolutamente nada.

Aunque los ionizadores de aire pueden funcionar de varias maneras, uno de los métodos más comunes de generar iones negativos se basa en cargar las moléculas de aire cercanas con un alto voltaje. Dentro de cada generador hay un conductor de tierra y un electrodo que atrae a los iones positivos, y una vez los iones con carga positiva se introducen en el filtro del aparato, estas partículas se adhieren a la superficie de la tierra y, en ese instante, los átomos se cargan nuevamente con carga negativa y vuelven a flotar en el aire.

Hay otro tipo de generador de iones negativos que es ampliamente conocido por ser el más efectivo en cuanto a proporcionar los niveles suficientes de iones negativos. Implica el mismo uso de alta tensión que el generador mencionado anteriormente, pero en este caso la corriente se aplica a los puntos microscópicos de un «emisor de iones», y la electricidad lo que hace es aumentar los electrones en estos puntos. Cuando llegan a cierto punto, estos electrones son expulsados de las puntas del emisor de iones hacia el aire, y una vez allí buscan la molécula de oxígeno más cercana para aferrarse a ella y darle una carga negativa. Es entonces cuando, tal y como se menciona al inicio de este libro, una molécula con más electrones que protones se convierte en un ion negativo.

Existen generadores de iones pequeños y portátiles muy similares en diseño a los quemadores de aceites esenciales, aunque estos pequeños ionizadores se suelen utilizar normalmente para necesidades básicas como limpiar el aire de tu oficina personal o neutralizar los iones positivos de la pantalla del televisor de tu hogar. Por lo general, los precios oscilan entre 15 dólares y 30 dólares. Estas máquinas no producen los iones negativos suficientes como para abarcar toda una habitación, por lo que deberíamos colocarlos lo más cerca posible de nuestro cuerpo. En cuanto a los ionizadores de aire con capacidad para abarcar habitaciones enteras, vayas donde vayas el precio oscilará entre 150 dólares a 400 dólares. A diferencia de los generadores pequeños, la mayoría de los medianos están en funcionamiento las veinticuatro horas al día y no tiene un interruptor de apagado, aunque suelen ser máquinas de bajo consumo autolimpiables, silenciosas y fáciles de mantener.

Las instrucciones de uso varían dependiendo del fabricante, pero en general se recomienda no colocar estos dispositivos en librerías o estanterías ya que los iones negativos podrían quedarse estancados accidentalmente en esos espacios cerrados. En lugar de eso, deberían colocarse en el suelo o en el borde de una mesa y mantenerse a un metro o metro y medio de tu cabeza.

Existen unidades que pueden abarcar todo el hogar, pero en todos lados te pedirán por ellas desde 1.000 dólares hasta la abrumadora cifra de 5.000 dólares o más. No obstante, son unidades que deben lavarse periódicamente, no son tan silenciosas como otros ionizadores y resultan más difíciles de encontrar.

Un generador de iones puede producir entre 1.000 y 10.000 iones negativos/cm^3, e incluso algunos aseguran generar la asombrosa cifra de 1.000.000 iones negativos/cm^3. Recordemos que 1.000 iones negativos/cm^3 es la cantidad necesaria para que el cuerpo humano funcione con normalidad, pero si lo que estás buscando es una dosis terapéutica la cantidad recomendada sería entre 1.000 y 10.000 iones negativos/cm^3. Siempre puedes consultar el número exacto con cada fabricante, aunque ten en cuenta que estos niveles pueden variar considerablemente dependiendo de varios factores como la humedad y la circulación.

Aunque Estados Unidos esté empezando a dar a conocer los generadores de iones negativos al público en general, otros países como Japón han apostado por esta tecnología durante años. En Japón, por ejemplo, puedes encontrar generadores de iones negativos en muchos electrodomésticos y aparatos, incluyendo neveras, aires acondicionados, lavadoras y cepillos de dientes. El fabricante taiwanés de ordenadores ASUS, por su parte, incluye un generador de iones negativos integrado en algunos de sus portátiles. Como este tipo de tecnología es aún bastante desconocida en Estados Unidos, es sumamente importante comprobar que el generador de iones negativos que uno desea comprar no produzca ozono nocivo; el ozono es un gas tóxico que, en caso de inhalación, puede dañar los pulmones, y por desgracia la mayoría de estos dispositivos suelen producirlo. Según la Agencia de Protección Ambiental de Estados Unidos (EPA), «una cantidad relativamente baja de ozono puede causar dolor en el pecho, tos, dificultad para respirar e irritación de garganta. Además, puede empeorar también las enfermedades respiratorias crónicas como el asma y poner en riesgo la capacidad del cuerpo para combatir infecciones respiratorias».

Pulseras de iones negativos

Los ionizadores de aire son un buen método para generar iones negativos en la comodidad de tu hogar y en tu oficina, pero ¿qué ocurre si tienes que ir de arriba a abajo y no puede estar ni en un lugar ni en otro? Una solución podría ser la pulsera de iones negativos, llamada a menudo simplemente banda de iones o pulsera de iones.

A pesar de que con una pulsera de este tipo puedas beneficiarte de los iones negativos mientras vas de un lado a otro, estos dispositivos han generado mucha más controversia que los generadores de iones descritos anteriormente, y eso se debe a que no están conectados a la corriente eléctrica; eso significa, por lo tanto, que tienen que depender de fuerzas que generan por sí solos para poder ofrecer los beneficios asociados a los iones negativos.

Las pulseras de iones son básicamente pulseras que contienen determinados elementos químicos, minerales o combinaciones de sustancias originadas de manera natural. El componente más frecuente de las pulseras de iones negativos es la turmalina, aunque a veces también pueden incorporar amatista o germanio (cuyas propiedades son similares a la turmalina) o titanio. Al parecer este último afirma maximizar el rendimiento de materiales que generan iones negativos como sería la turmalina (también hay indicios de que el titanio contiene propiedades que pueden ayudar a relajar los músculos y a revitalizar a su portador).

La turmalina y estos otros posibles componentes suelen engastarse en cauchos de silicona, y aunque es precisamente por esa apariencia y ese tacto por lo que normalmente suelen conocerse, a veces también se suele utilizar acero inoxidable o titanio.

Aparte de la capacidad de la turmalina para generar iones negativos, parece ser que el germanio, la amatista y la turmalina emiten también una radiación de infrarrojo lejano conocida por estar vinculada a ciertas propiedades terapéuticas.

El infrarrojo lejano forma la sección del espectro electromagnético que está justo debajo de la luz visible. Los rayos de infrarrojo lejano, no obstante, no deberían confundirse con los rayos ultravioletas o rayos UV, conocidos por ser potencialmente perjudiciales para el cuerpo. Una manera sencilla de experimentar la radiación de infrarrojo lejano sería aplicándote protector solar y tumbándote al sol. ¿Te has preguntado alguna vez por qué sientes el calor de la radiación solar a pesar de haberte puesto crema solar? La respuesta se encuentra en la radiación de infrarrojo lejano, la cual penetra en la piel incluso cuando la protección solar impide el paso a los peligrosos rayos UV.

Los iones negativos versus el ozono

En un intento de subirse al carro, hay empresas que venden algunas de sus máquinas como si fueran «generadores de iones» y que, en realidad, lo que generan es ozono. Es importante saber que existe una gran diferencia entre el ozono y los iones negativos. En primer lugar, su composición es totalmente diferente: el ozono (O_3) es una molécula formada por tres átomos de oxígeno, a diferencia del oxígeno que respiramos, que contiene sólo dos; por otra parte, los iones negativos son moléculas que simplemente poseen un electrón adicional y son muy beneficiosos para el cuerpo y la mente, mientras que una exposición prolongada al ozono puede causar daños a ciertos tejidos delicados del cuerpo como los pulmones y el corazón.

Los generadores de iones negativos están diseñados para reducir el número de partículas en el aire y así limpiarlo, mientras que el ozono no elimina ninguna partícula del aire. Los generadores de ozono etiquetados como generadores de iones negativos se han normalizado bastante desde que el EPA publicó un informe extenso y exhaustivo sobre los peligros de no informarse sobre los ionizadores de aire antes de comprar uno, en el que también detallaban qué es exactamente el ozono y en el que recomendaban otras alternativas a los generadores de ozono.

Existen generadores de ozono legales y etiquetados correctamente cuyo propósito es, lejos de eliminar partículas peligrosas en el aire, eliminar los olores; los iones negativos, en cambio, sí que limpian el aire, pero no son eficaces en cuanto a la eliminación de olores. El ozono es altamente eficaz para eliminar incluso los olores más fuertes, por lo que los generadores de ozono se pueden adquirir exclusivamente para esa finalidad siempre y cuando se utilicen con precaución.

El cuerpo humano por sí solo irradia en la gama del infrarrojo lejano una longitud de onda de aproximadamente 9 micrómetros o micras (estos rayos de infrarrojo lejano emitidos por el cuerpo podrían explicar el origen de la idea del *chi*, la fuerza vital y natural del cuerpo según la cultura china tradicional y un concepto básico de la medicina tradicional china). Hay ciertos elementos químicos como por ejemplo el germanio que emiten radiación de infrarrojo lejano en longitudes de onda parecidas o exactas a las del cuerpo humano, y cuando estas longitudes de onda se emiten con la misma frecuencia se crea una resonancia con las moléculas de agua del cuerpo. La resonancia hace referencia a la tendencia de un sistema a aumentar su amplitud de oscilación cuando se expone a una fuerza externa con una frecuencia natural igual o prácticamente idéntica; en otras palabras, la radiación de infrarrojo lejano liberada con la misma frecuencia que la radiación de infrarrojo lejano del cuerpo estimula las moléculas de agua y, consecuentemente, permite una mejor circulación de la sangre. Como aproximadamente el 70 % del cuerpo está formado por agua, los efectos de esta resonancia pueden ser notables y potencialmente rejuvenecedores para los órganos de todo el cuerpo.

Hay muchos fabricantes de pulseras de iones negativos, entre los cuales podemos encontrar empresas más grandes como Energy Armor, Ionic Balance, y Fusion Ionz. Generalmente los precios van desde los 15 a los 40 dólares, pero algunas pulseras pueden alcanzar o superar los 100 dólares. La mayoría de ellas producen entre 1.500 y 4.000 iones negativos/cm^3, dependiendo de los elementos que contengan, aunque las empresas siempre harán todo lo posible para incrementar los niveles de producción de sus futuros productos. Por lo general, la eficacia de la pulsera de iones debe perdurar más que su propio portador, aunque siempre es aconsejable verificar la descripción de la pulsera que más te pueda interesar para confirmar su supuesta fecha de caducidad, por así decirlo. A pesar de que las pulseras de iones producen menos iones negativos que los purificadores de aire anteriormente mencionados, hay una teoría que sugiere que con las pulseras el número de iones negativos que alcanzan y afectan realmente a tu cuerpo es mayor, por lo que la diferencia entre los niveles de iones negativos que puedes experimentar con un generador y una pulsera puede que no sean tan significativa. Además, muchas pulseras de iones son impermeables y algunas incluso incorporan relojes funcionales.

Turmalina

Si estás pensando en comprarte una pulsera de iones negativos, seguramente habrás visto que la turmalina suele utilizarse como componente principal, y eso se debe a que es uno de los pocos materiales que parece tener la capacidad de producir iones negativos y rayos de infrarrojo lejano. De hecho, este mineral cristalino es conocido ampliamente por su supuesta capacidad para purificar y desintoxicar el cuerpo, ayudar a perder grasa, a reducir la retención de líquidos y a mejorar la circulación de la sangre. La turmalina, del término cingalés *turamali*, significa "piedra con colores brillantes mezclados". Esta piedra semipreciosa está compuesta por una serie de elementos químicos cuyas cantidades pueden variar dependiendo de la piedra, y estas variaciones son las que hacen que la turmalina pueda encontrarse en diversos colores, incluyendo tonos brillantes de amarillo, verde, azul, rojo y negro; es más, son muchos los que afirman que no existen en el mundo dos piedras de turmalina con la misma coloración exacta. Esta gema es muy popular en Japón, país donde suelen verse muchos jugadores de béisbol utilizándola tanto dentro como fuera del campo.

Como hemos dicho anteriormente, al parecer, estas pulseras emiten iones negativos sin depender, a diferencia de las máquinas que generan iones, de ninguna fuente externa para hacerlo; como consecuencia, este factor ha hecho que levantaran muchas sospechas. Sin embargo, en el caso de la turmalina es posible que pueda defenderse con éxito ante esa crítica con la siguiente argumentación: desde un punto de vista científico, es sabido que la turmalina genera una corriente eléctrica débil, y esa leve carga emitida de forma natural es posible que sea la responsable de las propiedades saludables que sugiere.

La turmalina es lo que se conoce como piedra piezoeléctrica, lo que significa que es capaz de generar una carga eléctrica cuando se aplica tensión mecánica sobre su superficie. De hecho, son varios los productos que confían en el efecto piezoeléctrico de diversas cerámicas, piedras preciosas e incluso huesos (micrófonos, relojes de cuarzo y las impresoras de inyección de tinta son sólo algunos de ellos). Se ha especulado incluso que Benjamin Franklin, el inventor del pararrayos, estuvo familiarizado con la turmalina y que llegó a utilizar una de estas piedras en algunos de sus experimentos. En 1880, el físico francés Pierre Curie (esposo de Marie Curie), junto con su hermano Jacques, descubrió que se podía generar electricidad ejerciendo presión sobre ciertos materiales como la turmalina. El término «piezoelectricidad», de hecho, deriva de la palabra griega *piezein*, que significa "apretar o estrujar". Aparte de sus propiedades piezoeléctricas, la turmalina también es piroeléctrica, lo que significa que es capaz de generar tensión al calentarse o enfriarse.

Los estudios han demostrado que la turmalina produce también radiación de infrarrojo lejano que, junto a sus capacidades piroeléctricas y piezoeléctricas, se cree que son suficientes para convertir la humedad del aire en iones negativos. Por todas estas razones, los partidarios de la turmalina conciben esta piedra como la forma más natural y segura de crear iones negativos.

Unos investigadores de la Universidad de Harvard abordaron en un artículo el uso de una particular subdivisión de la banda de frecuencias del infrarrojo lejano, la cual «se ha observado en estudios *in vitro* e *in vivo* que estimula las células y los tejidos, y aparte se considera también una modalidad de tratamiento prometedora para ciertas enfermedades». Los autores indicaron que «la turmalina, el mineral silicato (conocida como piedra preciosa en su forma cristalina), si se reduce a polvos finos, emite también radiación de infrarrojo lejano», y que «se han aplicado a la piel ciertas preparaciones que contienen polvo de turmalina con el objetivo de alterar el flujo sanguíneo». Por último, el estudio remarcaba la necesidad de promover la investigación en los materiales con emisión de radiación de infrarrojo lejano, mencionando que «en cuanto a aplicaciones, el abanico de posibilidades en el futuro es muy amplio».

Un estudio publicado en la *Journal of Nanoscience and Nanotechnology* estuvo observando la turmalina finamente molida y llegó a la conclusión de que el polvo extrafino de este mineral mostraba, de hecho, un aumento en las emisiones de infrarrojo lejano a medida que el tamaño de la partícula disminuía. Obviamente, esta investigación fue un buen presagio para aquellos productos que incluían como componente la turmalina finamente molida, como lo son muchas pulseras de iones negativos.

Pese a que el papel que desempeña la turmalina en cuanto a mejorar la salud sigue siendo confuso y se necesita profundizar más en su estudio, cabe destacar que «contrariamente a la presunción anterior, existe un cúmulo de evidencias que indican que los rayos de infrarrojo lejano son biológicamente activos». Según un estudio de 1989 en la *International Journal of Biometeorology*, la mayoría de los usuarios de discos de cerámica que emiten una radiación de infrarrojo lejano presentaron mejorías en la salud. A pesar del hecho de que estas evaluaciones fueron totalmente subjetivas, siguen siendo dignas de consideración. Estos resultados pueden atribuirse únicamente a los rayos de infrarrojo lejano o los iones negativos generados con la ayuda de dichos rayos. Aunque todavía se desconoce el mecanismo exacto que utiliza la turmalina para generar iones negativos o los beneficios de salud que se le asocian, parece razonable suponer que sus propiedades emisoras de radiación de infrarrojo lejano, piezoeléctricas y piroeléctricas pueden unir fuerzas para convertir los átomos en iones negativos y mejorar así nuestro bienestar.

Amatista

El cuarzo es el segundo mineral más común en la corteza continental de la Tierra. La amatista es la conocida variedad violeta del cuarzo y, a pesar de ser la forma más rara de este mineral, se puede conseguir ampliamente en todo el mundo. El color púrpura de la amatista puede variar en matiz y pasar de púrpura oscuro a lavanda. A lo largo de la historia, este tipo de cuarzo se ha utilizado para tratar una serie de enfermedades e incluso se llegó a creer que podía combatir el alcoholismo; por esa razón, su nombre proviene de las palabras del griego antiguo que significan "no intoxicado". La amatista se ha considerado también un mineral terapéutico y se ha utilizado para tratar problemas de audición, trastornos del sueño e incluso dolores.

Al igual que la turmalina, se cree que la amatista produce iones negativos y emite radiaciones de infrarrojo lejano y que, como tal, ofrece los mismos beneficios de salud que la turmalina. Estas afirmaciones se sostienen por el hecho de que, al igual que la turmalina, la amatista es piezoeléctrica y es capaz, por lo tanto, de generar su propia corriente eléctrica.

Germanio

El germanio es un elemento químico que suele encontrarse, al igual que la turmalina, en las pulseras de iones. Fue bautizado con el nombre de Alemania en honor al país donde fue descubierto en 1886 por el científico Clemens Winkler. Es un metaloide considerado semiconductor por conducir electricidad, aunque no exactamente como lo haría un metal de verdad. Esta importante característica fue lo que hizo que se utilizara como material en el primer transistor de punto de contacto en el mundo descubierto por Bell Labs a finales de la década de 1940. Además, el germanio permite que pasen rayos infrarrojos a través de él y, debido a esta propiedad especial, muchas piezas de equipos que requieren que los rayos infrarrojos pasen a través de ellos se fabrican con germanio.

Aunque aún se requieren muchos más estudios en esta área, cuando se trata de pulseras de iones parece que las dos propiedades más relevantes del germanio son: en primer lugar, su capacidad para incentivar los rayos de infrarrojo lejano para beneficiar a nuestro cuerpo y, en segundo lugar, su capacidad para reducir los niveles excesivos de iones positivos. En cuanto a esta última, el átomo del germanio cuenta con treinta y dos electrones y una configuración de electrones que ubica a cuatro de ellos en su cáscara exterior. No obstante, se ha demostrado que el germanio es susceptible a los huecos de electrón. Un hueco de electrón se origina cuando un electrón sobreestimulado llega a alcanzar un estado superior que le obliga a abandonar su posición y dejar un hueco donde podría existir un electrón en un átomo. Este proceso se puede apreciar cuando el germanio se encuentra con una sustancia ajena que eleva su temperatura por encima de los 32 °C, y es ese aumento de temperatura lo que causa que uno de los cuatro electrones ubicados en la cáscara exterior sea expulsado de su órbita. Este electrón libre puede ayudar a neutralizar un ion positivo cercano y, como ya sabemos, neutralizando los suficientes iones positivos se pueden aliviar los efectos nocivos de una exposición excesiva de iones positivos. En cuanto a las pulseras de iones negativos que incorporan el germanio como componente, cuando se calientan por encima de los 32 °C debido a su proximidad con el cuerpo, este conocido semiconductor produce una gran cantidad de electrones libres que pueden llegar a atenuar los niveles de iones positivos y aportarnos de esta manera beneficios para la salud.

Además, aparte de sus electrones libres, el germanio posee una capacidad de reacción a la luz infrarroja bastante singular por ser un semiconductor, dejándole pasar través de su estructura para que nos aporte beneficios saludables. Esa característica es, sin duda, una de las principales razones por la que muchas pulseras de iones incluyen el germanio como componente, y junto a su capacidad para eliminar los iones positivos, ambas hacen que el germanio sea un componente ideal en una pulsera de iones negativos.

Las cinco mejores pulseras según su emisión de iones negativos

Tras examinar una amplia variedad de pulseras de iones negativos, éstas fueron las cinco mejores respecto a su emisión de iones negativos:

1. Fusion IONZ

2. Ion Me

3. Ionic Balance

4. I-ONICS

5. LIFESTRENGTH

Para poder medir la producción de iones negativos de cada pulsera se utilizó el COM SYSTEMS 3010 Pro Negative Ion Tester, y se tuvo especial cuidado para evitar variaciones en los resultados. Cierto es que los productos mejoran con el tiempo y esta lista seguramente cambiará, por lo que es sumamente importante informarse bien antes de adquirir cualquier pulsera de iones negativos.

¿Cuál es mejor?

Como se ha mencionado anteriormente, los jugadores de béisbol japoneses son conocidos por llevar cinta adhesiva negra o pulseras negras que contengan turmalina o alguna combinación de los componentes típicos de las pulseras de iones negativos. En Estados Unidos, algunos jugadores profesionales de béisbol y fútbol americano suelen llevar también collares o pulseras similares.

Es difícil saber exactamente qué tipo de pulsera de iones funciona mejor para cada uno, pero, en general, la mejor pulsera de iones negativos suele incluir normalmente una combinación de turmalina, germanio y titanio. Cuando estos tres componentes se reducen en partículas, el resultado es una pulsera altamente conductiva: el germanio permite que la radiación de infrarrojo lejano ayude a la turmalina a activar la producción de iones negativos y a ofrecer, consecuentemente, resultados positivos para la salud.

La combinación de los beneficios de estos tres minerales te hará sentir mucho mejor tras haber estado durante un largo período de tiempo sentado y rodeado por un entorno repleto de iones positivos. Pese a que las pulseras de iones pueden resultar un poco más controvertidas que los purificadores de aire con iones negativos, la ventaja principal es su portabilidad: una pulsera la puedes llevar puesta durante todo el día, mientras que a un purificador de aire sólo puedes sacarle provecho si estás cerca de uno de ellos.

Por supuesto, si uno está interesado en probar una pulsera de iones negativos debería iniciarse en esta terapia con la precaución y el conocimiento correspondiente, especialmente si se padece alguna enfermedad crónica. Como con cualquier otro producto relacionado con la salud, es recomendable consultar con tu médico antes de utilizar una pulsera de iones negativos. Si utilizas algún aparato médico eléctrico (como por ejemplo un marcapasos), deberías consultar con tu médico antes de probar cualquier terapia con iones negativos.

Conclusión

Antes de escoger cualquier producto relacionado con los iones negativos, uno siempre debería informarse previamente y dedicar tiempo a valorar los pros y las contras de este tipo de dispositivos; asegúrate, sobre todo, de que el fabricante avale su producto y haz todas las preguntas que creas oportunas. Internet puede ser un gran recurso, pero también es muy probable que encuentres algunas opiniones increíblemente positivas en sitios web que hayan sido publicadas, más que para ilustrar al lector, para vender un producto. Cuanta más información tengas sobre el poder de los iones negativos, más opciones tendrás de tomar una decisión acertada en cuanto a este tipo de dispositivos.

Conclusión

He tenido la suerte de poder trabajar en los campos de la farmacia, la investigación con plantas medicinales y la nutrición durante más de cincuenta años, y en el transcurso de mi carrera he tenido la oportunidad de ver como muchos de mis libros se publicaban en varios idiomas alrededor del mundo. Lo que sigue motivándome a escribir es mi pasión por enseñar a la gente formas simples, naturales y no invasivas de alcanzar un estado de salud óptimo. Sin embargo, lo que he observado una y otra vez es que, si bien puedo guiar al lector en un libro, éste no deja de ser el primer paso hacia una mejora en la salud. Por lo tanto, la información que proporciono en este libro no sirve absolutamente de nada si los lectores no participan activamente en la búsqueda de su salud.

Confiar tu bienestar al sistema sanitario no siempre es la mejor opción. En vez de eso, deberíamos responsabilizarnos en la medida de lo posible de nuestra propia salud, y quizás si no te encuentras bien sí que puedas hacer algo al respecto. En muchas enfermedades, ese *algo* puede que sean los iones negativos, y en ese caso no habría operaciones de por medio, ni pastillas, ni tampoco efectos secundarios de los que tengas que preocuparte. Si este libro te ha animado a exponerte a niveles más altos de iones negativos (y a evitar niveles excesivos de iones positivos), entonces es posible que estés más cerca de esa anhelada sensación de bienestar. Una vez incorpores más iones negativos en tu vida, te darás cuenta de que tus problemas de salud y los dolores empezarán a desaparecer, y será entonces cuando finalmente habrás descubierto una forma natural de curar tu cuerpo y despejar tu mente.

En cuanto a los beneficios de los iones negativos, mi consejo es que aprendas tanto como puedas sobre ellos y que preguntes y busques siempre una segunda o tercera opinión; y, sobre todo, no tengas miedo de convertirte en un participante activo de tu propio bienestar. Lo único que deseo es que estés bien y que tengas salud.

Recursos

Las siguientes organizaciones conforman los cinco mejores productores de pulseras de iones negativos, tal y como aparecen en la página 108. Es recomendable informarse siempre sobre cualquier producto que afirme emitir iones negativos, ya que no todos se fabrican de la misma manera.

Fusion IONZ
www.fusionpowerbandz.com
support@fusionionz.com

Fundada por Matthew Ryncarz, quien asegura que la tecnología de iones negativos cambió su vida, Fusion IONZ tiene como objetivo brindar un buen estado de salud al consumidor a través de la ciencia y la tecnología. La empresa somete todos sus productos a rigurosas pruebas científicas para respaldar su rendimiento y garantizar así un producto de alta calidad.

Ion Me
3187-C Airway Ave.
Costa Mesa, CA 92626
1-877-704-4667

www.ionme.com
info@ionme.com

El objetivo de Ion Me es fabricar productos con iones negativos que ofrezcan la calidad más alta en el mercado. A través de su diseño único y su tecnología patentada, Ion Me se ha convertido en la mejor opción para los deportistas profesionales y para aquellas personas que buscan un estilo de vida saludable.

Ionic Balance
1 Carsegate Road North
Inverness
IV3 8DU
UK
www.ionic-balance.com
shop@ionic-balance.com
+44 1463 360 160

Con sede en el Reino Unido, Ionic Balance fabrica dispositivos con iones negativos como pulseras, relojes, galones, collares y placas de identificación para mascotas, utilizando para todos ellos una fórmula activa patentada de turmalina y otros diez componentes.

I-ONICS
1201-1202 Torre 2 China
Hong Kong City,
33 Canton Road
Tsim Sha Tsui
Kowloon

Hong Kong
+852 2730 2626
www.i-onics.com

Con sede en China, I-ONICS pone todo su empeño en crear las pulseras de iones negativos más prácticas y las mejores que pueda haber en el mercado. Confían tanto es sus productos que ofrecen una garantía de treinta días con devolución del importe.

LIFESTRENGTH
Kenex d.o.o.
Sela pri Dobovi 3 a
8257 Dobova
Slovenia
+386 7 49 66 960
www.lifestrength.si/en
info@lifestrength.si

LIFESTRENGTH utiliza un proceso exclusivo que combina de forma única las propiedades beneficiosas de siete minerales y piedras preciosas para crear una atractiva pulsera con un mayor rendimiento. Esta pulsera ofrece una mezcla patentada de minerales que crean iones negativos para contrarrestar el exceso de partículas cargadas positivamente que podemos encontrar en la vida moderna.

Bibliografía

Capítulo 2

CHENEY, M.: *Tesla: Man Out of Time*. Dorset Press, Nueva York, 1989.

TESLA, N. (junio, 1900): «The Problem of Increasing Human Energy – With Special Reference to the Harnessing of the Sun's Energy». *The Century*, vol. LX, n.º 2.

Capítulo 3
Alergias y asma

ADAR, S. D.; SHEPPARD, L.; VEDAL, S.; POLAK, J. F.; Sampson, P. D. y DIEZ ROUX, A. V., *et al.* (2013): «Fine particulate air pollution and the progression of carotid intima-medial thickness: a prospective cohort study from the multi-ethnic study of atherosclerosis and air pollution». *PLoS Med*, 10(4).

Fundación de Asma y Alergias de Estados Unidos (AAFA): www.aafa.org

GUALTIEROTTI, R.; SOLIMENE, U. y TONOLI, D. (1977): «Ionized air respiratory rehabilitation technics», *Minerva Medica*, 68: pp. 3383-3389.

KRUEGER, A. P. y SMITH, R. F. (septiembre, 1958): «The effects of air ions of the living mammalian trachea». *J Gen Physiol*, 20; 42(1): pp. 69-82.

LIPIN, I.; GUR, I.; AMITAI, Y.; AMIRAV, I. y GODFREY, S. (agosto, 1984): «Effect of positive ionisation of inspired air on the response of asthmatic children to exercise». *Thorax*, 39(8), pp. 594-596.

MITCHELL, B. W.; BUHR, R. J.; BERRANG, M. E.; BAILEY, J. S. y COX, N. A. (enero, 2002): «Reducing airborne pathogens, dust and Salmonella transmission in experimental hatching cabinets using an electrostatic space charge system». *Poult Sci*, 81(1), pp. 49-55.

PALTI, Y.; DE NOUR, E. y ABRAHAMOV, A. (septiembre, 1966): «The effect of atmospheric ions on the respiratory system of infants». *Pediatrics*, 38(3), pp. 405-11.

POPE, C. A. 3rd; BURNETT, R. T.; THUN, M. J.; CALLE, E. E.; KREWSKI, D. y ITO, K. *et al.* (marzo, 2002): «Lung cancer, cardiopulmonary mortality, and long-term exposure to fine particulate air pollution». *JAMA*, 6; 287(9), pp. 1132-1141.

«Questions About Your Community: Indoor Air», Agencia de Protección Ambiental de Estados Unidos (EPA): www. epa.gov/region1/communities/indoorair.html

SEO, K. H.; MITCHELL, B. W.; HOLT, P. S. y GAST, R. K. (enero, 2001): «Bactericidal effects of negative air ions on airborne and surface Salmonella enteritidis from an artificially generated aerosol». *J Food Prot*, 64(1), pp. 113-116.

TDAH

CRAIG F. GARFIELD et al. (marzo, 2012): «Trends in attention deficit hyperactivity disorder (ADHD) ambulatory diagnosis and medical treatment in the United States, 2000-2010». *Acad Pediatr*, 12(2), pp. 110-116.

MORTON, L. L. y KERSHNER, J. R. (1990): «Differential negative air ion effects on learning disabled and normal-achieving children». *International Journal of Biometeorology*, 34(1), pp. 35-41.

—: (junio, 1984): «Negative air ionization improves memory and attention in learning-disabled and mentally retarded children». *Journal of Abnormal Child Psychology*, 12(2), pp. 353-365.

TERRY, R. A.; HARDEN, D. G. y MAYYASI, A. M. (junio, 1969): «Effects of negative air ions, noise, sex and age on maze learning in rats». *International Journal of Biometeorology*, 13(1), pp. 39-49.

Recuperación y sistema inmunitario

BENKO, G. (Budapest, 1975): «Analyse du mécanisme d'action des ions atmosphériques de forte concentration, de polarité différente, sur des animaux expérimentaux irradiés et non-irradiés». *Inst. de Rech. de Radiol. et de Radio-Hygiène National*, pp. 1-10.

BORDAS, E. y DELEANU, M. (oct-dic, 1989): «Influence of negative air ions on experimental ulcer induced by pylorus ligature in albino rat». *Med Interne*, 27(4), pp. 313-317.

DAVID, T. A.; MINEHART, J. R. y KORNBLUEH, I. H. (1960): «Polarized air as an adjunct in the treatment of burns». *Amer Jour of Phys Med*, 39, pp. 111-113.

DELEANU, M. y BORDAS, E. (jul-dic, 1991): «Morphological changes of the hypophysis-adrenal system (HAS) in albino rats with experimental gastric ulcers, under the influence of aeroionotherapy (AIT)». *Rom J Intern Med*, 29(3-4), pp. 215-220.

GUALTIEROTTI, R.; KORNBLUEH, I. H. y SIRTORI, C. (eds.): *Aeroionotherapy*. Carlo Erba Foundation, Milán, 1960.

IWAMA, H. y OHMIZO, H. *et al.* (junio, 2002): «Inspired superoxide anions attenuate blood lactate concentrations in postoperative patients». *Critical Care Medicine*, 30(6), pp. 1246-1249.

JASKOWSKI, J. y MYSLIWSKI, A. *et al.* (octubre, 1986): «Effect of air ions on L 1210 cells: changes in fluorescence of membrane-bound 1,8-aniline-naphthalenesulfonate (ANS) after in vitro exposure of cells to air ions». *General Physiology and Biophysics*, 5(5), pp. 511-515.

KORNBLEUH, I. *et al.*: *Polarized Air as an Adjunct in the Treatment of Burns*. Northeastern Hospital, Filadelfia, 1959.

MÄKELÄ, P.; OJAJÄRVI, J.; GRAEFFE, G. y LEHTIMÄKI, M. (octubre, 1979): «Studies on the effects of ionization on bacterial aerosols in a burns and plastic surgery unit». *J Hyg (Lond)*, 83(2), pp. 199-206.

TAKAHASHI, K.; OTSUKI, T.; MASE, A.; KAWADO, T.; KOTANI, M. y AMI, K., *et al.* (agosto, 2008): «Negatively-charged air conditions and responses of the human psycho-neuro-endocrino-immune network». *Environ Int*, 34(6), pp. 765-772.

WAKAMURA, T.; SATO, M.; SATO, A.; DOHI, T.; OZAKI, K. y ASOU, N., *et al.* (2004): «A preliminary study on influence of negative air ions generated from pajamas on core body temperature and salivary IgA during night sleep». *Int J Occup Med Environ Health*, 17(2), pp. 295-298.

Dolor

HAWKINS, L. H. (1981): «The influence of air ions, temperature and humidity on subjective wellbeing and comfort». *Journal of Environmental Psychology*, 1(4), pp. 279-292.

JONASSEN, N. (1 de agosto, 2013): «Are Ions Good For You?», In Compliance: www.incompliancemag.com/article/are-ions-good-for-you

KORNBLEUH, I., *et al.*: *Polarized Air as an Adjunct in the Treatment of Burns*. Northeastern Hospital, Filadelfia, 1959.

ROBERT, H.: *Ionisation, santé, vitalité, ou, Les bienfaits des ions négatifs de l'air*. Artulen, 1991.

SOYKA, F.: *The Ion Effect*. Bantum Premium, Nueva York, 1983.

Estado de ánimo

FREY, A. H. (mayo, 1961): «Human behavior and atmospheric ions». *Psychol Rev*, 68, pp. 225-228.

FREY, A. H. (febrero, 1967): «Modification of the conditioned emotional response by treatment with small negative air ions». *J Comp Physiol Psychol*, 63(1), pp. 121-125.

FRICK, A. *et al.* (2015): «Serotonin Synthesis and Reuptake in Social Anxiety Disorder: A Positron Emission Tomography Study». *JAMA Psychiatry*, 72(8), pp. 794-802.

GOEL, N.; TERMAN, M.; TERMAN, J. S.; MACCHI, M. M. y STEWART, J. W. (2005): «Controlled trial of bright light and negative air ions for chronic depression». *Psychol Med*, 35(7), pp. 945-955.

KRUEGER, A. P. (junio, 1973): «Are negative ions good for you?». *New Scientist*, 58(850), pp. 668-670.

KRUEGER, A. P.; ANDRFESE, P. C. y KOTAKA, S. (1968): «Small air ions: their effect on blood levels of serotonin in terms of modem physical theory». *Int J Biometeor*, 12, pp. 225-239.

KRUEGER, A. P.; KOTDCA, S.; KOGURE, Y.; TAKENOBOU, M. y ARDRIESE P. C. (1966): «Air ion effects on the growth of the silkworm (Bombyx mari. L.)». *Int J Biometeor*, 10, pp. 29-38.

KRUEGER, A. P. y SFGEL, S. (julio, 1978): «Ions in the air». *Human Nature*, 1(7), pp. 46-52.

KRUEGER, A. P.; STRUBBE, A. E.; YOGT, M. G. y REED, E. J. (1978): «Electric fields, small air ions and biological effects». *Int J Biometeor*, 22, pp. 202-212.

LIVANOVA, L. M.; LEVSHINA, I. P.; NOZDRACHEVA, L. V.; ELBAKIDZE, M. G. y AIRAPETIANTS, M. G. (mayo-junio 1998): «The protective action of negative air ions in acute stress in rats with different typological behavioral characteristics». *Zh Vyssh Nerv Deiat Im I P Pavlova*, 48(3), pp. 554-557.

Instituto Nacional de Salud Mental: www.nimh.nih.gov

PEREZ, V.; ALEXANDER, D. D. y BAILEY, W. H. (enero, 2013): «Air ions and mood outcomes: a review and meta-analysis». *BMC Psychiatry*, 13, p. 29.

PINO, O. y La RAGIONE, F. (2013): «There's Something in the Air: Empirical Evidence for the Effects of Negative Air Ions (NAI) on Psychophysiological State and Performance». *Research in Psychology and Behavioral Sciences*, 1(4), pp. 48-53.

SAKAKIBARA, K. (2002): «Influence of negative air ions on drivers». *Research Domain 17, Toyota Central R&D Labs, R&D Review of Toyota CRDL*, 37(1).

SCUTTI, S. (17 de junio, 2015): «Social Phobia Linked to High Levels of Serotonin: Time to Rethink SSRIs and Other Anxiety Drugs?»: www.medicaldaily.com

TERMAN, M. y TERMAN, J. S. (diciembre, 2006): «Controlled trial of naturalistic dawn simulation and negative air ionization for seasonal affective disorder». *Am J Psychiatry*, 163(12), pp. 2126-2133.

TERMAN, M. y TERMAN, J. S. (enero, 1995): «Treatment of seasonal affective disorder with a high-output negative ionizer». *J Altern Complement Med*, 1(1), pp. 87-92.

TERMAN, M.; TERMAN, J. S. y ROSS, D. C. (octubre, 1998): «A controlled trial of timed bright light and negative air ionization for treatment of winter depression». *Arch Gen Psychiatry*, 55(10), pp. 875-882.

UCHA UDABE, R.; KERTÉSZ, R. y FRANCESCHETTI, L.: «Études sur l'utilisation des ions négatifs dans les maladies du système nerveux». Gualtierotti, R., Kornblueh, I. H., y Sirtori, C. (eds.) Milán, *Bioclimatology, Biometeorology and Aeroionotherapy*. Carlo Erba Foundation, 1968: pp. 128-134.

WATANABE, I. y MANO, Y.: «Immunological Effect of Long-term Exposure of Negative Air Ions on Human». *The Journal of the Japanese Society of Balneology, Climatology and Physical Medicine*. (2000-2001): 64(3), p. 121; (2000-2001): 64(3), pp. 123-128.

Rendimiento cognitivo

ASSAEL, M.; PFEIFER, Y. y SULMAN, F. G. (diciembre, 1974): «Influence of artificial air ionisation on the human electroencephalogram». *International Journal of Biometeorolog*, 18(4), pp. 306-312.

BARON, R. A. (febrero, 1987): «Effects of negative ions on cognitive performance». *J Appl Psychol*, 72(1), pp. 131-137.

DUFFEE, R. A. y KOONTZ, R. H. (1965): «Behavioral effects of ionized air on rats». *Pyschophysiology*, 1, pp. 347-359.

HAWKINS, L. H. y BARKER, T. (abril, 1978): «Air ions and human performance». *Ergonomics*, 21(4), pp. 273-278.

MINKH, A. A. (1961): «The Effect of Ionized Air on Work Capacity and Vitamin Metabolism». *(Journal of the Academy of Medical Sciences, U.S.S.R.).* Traducido por el Departamento de Comercio de Estados Unidos, Washington, D.C.

SAKAKIBARA, K. (2002): «Influence of negative air ions on drivers». *Research Domain 17, Toyota Central R&D Labs, R&D Review of Toyota CRDL*, 37(1).

SOYKA, F. y EDMONDS, A.: *The Ion Effect.* Dutton & Co. Publ., Nueva York, 1977.

STRAUS. H.; DELEANU, M. y FLOREA, E. (marzo, 1965): «Improvement of results of training in athletes under the influence of moderate negative aeroionization». *Med Sport (Roma)*, 59, pp. 171-175.

SULMAN, F. G.: *Health, Weather and Climate.* Karger, Basilea, 1976.

Rendimiento deportivo

MINKH, A. A. (1961): «The Effect of Ionized Air on Work Capacity and Vitamin Metabolism», *Journal of the Academy of*

Medical Sciences, U.S.S.R. (Traducido por el Departamento de Comercio de Estados Unidos, Washington, D.C.). STRAUS. H.; DELEANU, M. y FLOREA, E. (marzo, 1965): «Improvement of results of training in athletes under the influence of moderate negative aeroionization». *Med Sport (Roma)*, 59, pp. 171-175.

Salud cardiovascular

DELEANU, M. y MOZES-LÖRINCZ, M. (1975): «Effect of negative air ion exposure on adaptation to physical effort in young sportsmen». En: Landsberg, H. E. y Tromp, S. W. (eds.). *Biometeorology*, 6(I). *Int J Biometeor Supplement*, vol. 19, página 131.

FREED, C. R.; ECHIZEN, H. y BHASKARAN, D. (noviembre, 1985): «Brain serotonin and blood pressure regulation: studies using in vivo electrochemistry and direct tissue assay». *Life Sci*, 37(19), pp. 1783-1793.

PORTNOV, F. G.: *Electroaerosol Therapy*. Riga, Zinatne, 1976.

STRAUS. H.; DELEANU, M. y FLOREA, E. (marzo, 1965): «Improvement of results of training in athletes under the influence of moderate negative aeroionization». *Med Sport (Roma)*, 59, pp. 171-175.

YAMADA, S. y CHINO, D. (2000): «Inhibitory effects of NAI on erythrocyte aggregation». *Med & Biology*, 141(3), pp. 79-83.

Radicales libres

KOSENKO, E. A.; KAMINSKY, YU. G.; STAVROVSKAYA, I. G.; SIROTA, T. V. y KONDRASHOVA, M. N. (junio, 1997): «The stimulatory effect of negative air ions and hydrogen peroxide on the activity of superoxide dismutase». *FEBS Lett*, 410(2-3), pp. 309-312.

Síndrome de irritación de la serotonina (SIS)

DIAMOND, M.: *Enriching Heredity: The Impact of the Environment on the Anatomy of the Brain*. Free Press, Nueva York, 1988.

DIAMOND, M. C. *et al.* (1980): «Environmental influence on serotonin and cyclic nucleotides in rat cerebral cortex». *Science*, 210, pp. 652-654.

KRUEGER, A. P.; ANDRIESE, P. C. y KOTAKA, S. (julio, 1968): «Small air ions: Their effect on blood levels of serotonin in terms of modern physical theory». *International Journal of Biometeorology*, 12(3), pp. 225-239.

KRUEGER, A. P. y SOBEL, D. S.: *Air Ions and Health*. Harcourt Brace Jovanovich Inc., Nueva York, 1979.

SULMAN, F. G. (1980): «Migraine and headache due to weather and allied causes and its specific treatment». *Ups J Med Sci Suppl*, 31, pp. 41-44.

SULMAN, F. G.; LEVY, D.; LUNKAN, L.; PFEIFER, Y. y TAL, E. (marzo, 1977): «New methods in the treatment of weather sensitivity», (artículo en Alemán) *Fortschr Med*, 95(11), pp. 746-752.

YATES, A.; GRAY, F. B.; MISIASZEK, J. I. y WOLMAN, W. (1986): «Air ions: past problems and future directions». *Environment International*, 12, pp. 99-108.

Sueño

MISIASZEK, J.; GRAY, F. y YATES, A. (enero, 1987): «The calming effects of negative air ions on manic patients: a pilot study». *Biol Psychiatry*, 22(1), pp. 107-110.

REILLY, T. y STEVENSON, I. C. (junio, 1993): «An investigation of the effects of negative air ions on responses to submaximal exercise at different times of day». *J Hum Ergol* (Tokyo), 22(1), pp. 1-9.

SOYKA, F.: *The Ion Effect*. Bantum Premium, Nueva York, 1983.

Capítulo 4

INOUÉ, S. y KABAYA, M. (octubre, 1989): «Biological activities caused by far-infrared radiation». *Int J Biometeorol*, 33(3), pp. 145-150.

MENG, J.; JIN, W.; LIANG, J.; DING, Y.; GAN, K. y YUAN, Y. (marzo, 2010): «Effects of particle size on far infrared emission properties of tourmaline superfine powders». *J Nanosci Nanotechnol*, 10(3), pp. 2083-2087.

«Ozone Generators That Are Sold As Air Cleaners», Agencia de Protección Ambiental de Estados Unidos (EPA): www.epa.gov/iaq/pubs/ozonegen.html#how_is_ozone_harmful

TULLY, LISA (16 de julio, 2013): «Official Measures of Negative Ion Emissions of Sports Bands». *Energy Medicine Research Institute*.

VATANSEVER, F. y HAMBLIN, M. R. (noviembre, 2012): «Far infrared radiation (FIR): Its biological effects and medical applications». *Photonics Lasers Med*, 4, pp. 255-266.

YU, S. Y.; CHIU, J. H.; YANG, S. D.; HSU, Y. C.; LUI, W. Y. y WU, C. W. (abril, 2006): «Biological effect of far-infrared therapy on increasing skin microcirculation in rats». *Photodermatol Photoimmunol Photomed*, 22(2), pp. 78-86.

Acerca del autor

Earl Mindell, licenciado en Farmacología con un Doctorado en Nutrición y un Máster en Fitoterapia, es un farmacéutico y profesor universitario experto en nutrición, fármacos, vitaminas y remedios elaborados a partir de plantas medicinales reconocido internacionalmente. También es el aclamado autor de más de veinte libros que han resultado ser todo un éxito en ventas, incluyendo entre ellos *Todo sobre las vitaminas*. En el año 2007, el doctor Mindell ingresó en el Salón de la Fama de la California Pharmacists Association, y en el año 2002 se le otorgó el premio del Presidente por la National Nutritional Food Association por sus contribuciones durante mucho tiempo a la producción de productos naturales. También fue premiado con la President's Citation For Exemplary Service por la Universidad de Bastyr. Forma parte del Consejo de Administración del California College of Natural Medicine y del grupo consultivo de decanos en la Chapman University School of Pharmacy. Ha realizado numerosas apariciones en programas de radio y televisión, incluyendo «El show de Oprah Winfrey» *(The Oprah Winfrey Show)*, *Live with Regis and Kathie Lee* y *Good Morning America*.

Índice analítico

Índice